U0338955

养生堂

《本草纲目》

张彩山 编著

中药养生随身查

天津出版传媒集团

天津科学技术出版社

图书在版编目（CIP）数据

养生堂《本草纲目》中药养生随身查 / 张彩山编著 . —天津：天津科学技术出版社，2013.6（2024.4 重印）

ISBN 978-7-5308-7966-5

Ⅰ . ①养… Ⅱ . ①张… Ⅲ . ①中草药—养生（中医）

Ⅳ . ① R212 ② R243

中国版本图书馆 CIP 数据核字（2014）第 125973 号

养生堂《本草纲目》中药养生随身查
YANGSHENGTANG BENCAOGANGMU ZHONGYAO YANGSHENG
SUISHENCHA

策划编辑：杨　譓
责任编辑：孟祥刚
责任印制：刘　彤

出　　版：天津出版传媒集团
　　　　　天津科学技术出版社

地　　址：天津市西康路 35 号

邮　　编：300051

电　　话：（022）23332490

网　　址：www.tjkjcbs.com.cn

发　　行：新华书店经销

印　　刷：鑫海达（天津）印务有限公司

开本 880×1230　1/64　印张 5　字数 147 000

2024 年 4 月第 1 版第 2 次印刷

定价：58.00 元

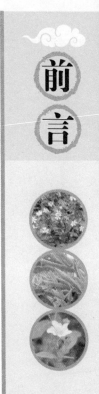

　　《本草纲目》是中华医药史上的巨典，集几千年来中国人对药物、食物的种植、收采、调制及医养方法之大成，素有"医学之渊海""格物之通典"之美誉。成书400年来，不仅是医家必修圣典，也深刻地影响着国人的生活，对后世食物养疗学、饮食烹饪学、医药学、种植学及人们日常生活起居都构成了深远影响。

　　中药是我国优秀民族文化中的瑰宝，国人使用中药的历史可以追溯到千年前。而且随着人们的自我保健意识增强，传统中医、中药养生显示出其深厚的文化底蕴，在广大群众中具有广泛的认同性，越来越多的人通过中医、中药来寻求养生保健之法。学会运用《本草纲目》，了解中药养生，对人们的现实生活有着十分积极的作用。

　　为了挖掘《本草纲目》中药养生的精华，为了让读者积累更多、更科学、更实用的养生保健知识，本书选取了常用药材数百种，分别对它们的形貌特征、性状、药理、附方等方面做了详细的介绍。并且每一种药材都分别附有药材的彩色插图，以期能更真实、更直观地展现出药材的形态和药材性状，不仅提高了辨认度，同时也给予读者更好的视觉享受。

本书以《本草纲目》为基础，精心挑选了日常生活中各类功用的中草药进行介绍，分为解表类、清热类、泻下类等总共十八个大类，大类别中又细分出各个小节。归类合理、排列明确，有助于读者对中草药类别建立起一个清楚的认知。而且药物介绍中"方剂选用"项所选择的方剂多为古医书原方，其中所选的中药材，皆随时随地可取，且经过长期中医临床验证，养生功效明显，并具有验、廉、简、便之优点。

本书既是一部全面解析《本草纲目》及中医中药养生文化的百科全书，更是人们生活中必备的中药速查实用手册，教给人们如何将中药与日常生活相结合，让其发挥最大的养生保健作用。

目录

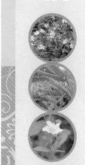

第四章 泻下类

第五章 祛风湿类

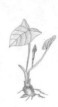

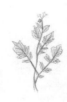

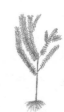

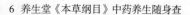

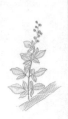

第十八章 收涩类

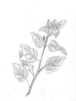

第十九章 其他类

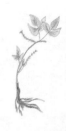

第一章

绪论

因各种中草药之间有相须、相使、相恶、相畏之分，所以使用时需谨记。

《本草》中有哪些相须、相使、相恶、相畏的药性禁忌

甘草　术、苦参、干漆为之使。恶远志。忌猪肉。

黄芪　茯苓为之使。恶白鲜、龟甲。

人参　茯苓、马蔺为之使。恶卤咸、溲疏。畏五灵脂。

沙参　恶防己。

桔梗　节皮为之使。畏白及、龙胆、龙眼。忌猪肉、伏砒。

黄精　忌梅实。

葳蕤　畏卤咸。

知母　得黄柏及酒良。伏蓬砂、盐。

术　防风、地榆为之使。忌桃、李、雀肉、菘菜、青鱼。

狗脊　草薢为之使。恶莎草、败酱。

贯众　萑菌、赤小豆为之使。伏石钟乳。

巴戟天　覆盆子为之使。恶雷九、丹参、朝生。

远志　得茯苓、龙骨、冬葵子良。畏真珠、飞廉、藜芦、齐蛤。

淫羊藿　薯蓣、紫芝为之使。得酒良。

玄参　恶黄芪、干姜、大枣、山茱萸。

地榆 恶麦门冬。伏丹砂、雄黄、硫黄。

丹参 畏咸水。

紫参 畏辛夷。

白头翁 蠡实为之使。得酒良。

白及 紫石英为之使。恶理石。畏杏仁、李核仁。

黄连 黄芩、龙骨、理石为之使。忌猪肉。畏牛膝、款冬。恶冷水、菊花、玄参、白僵蚕、白鲜、芫花。

胡黄连 恶菊花、玄参、白鲜。忌猪肉。

黄芩 龙骨、山茱萸为之使。恶葱实。畏丹砂、牡丹、藜芦。

秦艽 菖蒲为主使。畏牛乳。

柴胡 半夏为之使。恶皂荚。畏女菀、藜芦。

羌独活 蠡实为之使。

苦参 玄参为之使。恶贝母、漏芦、菟丝子、伏汞、雌黄、焰消。

白鲜 恶桔梗、茯苓、萆薢、螵蛸。

贝母 厚朴、白薇为之使。恶桃花。畏秦艽、莽草。

龙胆 贯众、赤小豆为之使。恶地黄、防葵。

细辛 曾青、枣根为之使。忌生菜、狸肉。恶黄芪、狼毒、山茱萸。畏滑石、硝石。

白薇　恶黄芪、干姜、大枣、山茱萸、大黄、大戟、干漆。

当归　恶䓡茹、湿面。制雄黄。畏菖蒲、生姜、海藻、牡蒙。

川芎　白芷为之使。畏黄连。伏雌黄。

蛇床　恶牡丹、贝母、巴豆。

藁本　畏青葙子。

白芷　当归为之使。恶旋覆花。制雄黄、硫黄。

牡丹　忌蒜、胡荽。伏砒。畏菟丝子、贝母、大黄。

芍药　须丸、乌药、没药为之使。恶石斛，芒硝。畏硝石、鳖甲、小蓟。

杜若　得辛夷、细辛良。恶柴胡、前胡。

补骨脂　得胡桃、胡麻良。恶甘草。忌诸血、芸薹。

缩砂蜜　白檀香、豆蔻、人参、益智、黄柏、茯苓、赤白石脂为之使。得诃子、鳖甲、白芜荑良。

香附子　得芎藭、苍术、醋、童子小便良。

零陵香　伏三黄、朱砂。

泽兰　防己为之使。

积雪草　伏硫黄。

香薷　忌山白桃。

菊花 术、枸杞根、桑根白皮、青蘘叶为之使。

艾叶 苦酒、香附为之使。

芜蔚 制三黄、砒石。

薇衔 得秦皮良。

夏枯草 土瓜为之使。伏汞、砂。

红蓝花 得酒良。

续断 地黄为之使。恶雷丸。

漏芦 连翘为之使。

飞廉 得乌头良。忌麻黄。

苍耳 忌猪肉、马肉、米泔。

天名精 垣衣、地黄为之使。

芦笋 忌巴豆。

麻黄 厚朴、白薇为之使。恶辛夷、石韦。

地黄 得酒、麦门冬、姜汁、缩砂良。恶贝母。畏芜荑。忌葱、蒜、萝卜、诸血。

牛膝 恶萤火、龟甲、陆英。畏白前。忌牛肉。

紫菀 款冬为之使。恶天雄、藁本、雷丸、远志、瞿麦。畏茵陈。

女菀 畏卤咸。

冬葵子 黄芩为之使。

麦门冬 地黄、车前为之使。恶款冬、苦芙、苦瓠。畏苦参、青蘘、木耳。伏石钟乳。

款冬花　杏仁为之使。得紫菀良。恶玄参、皂荚、硝石。畏贝母、麻黄、辛夷、黄芩、黄芪、连翘、青葙。

佛耳草　款冬为之使。

决明子　蓍实为主使。恶大麻子。

瞿麦　牡丹、蓑草为之使。恶螵蛸。伏丹砂。

葶苈　榆皮为之使。得酒、大枣良。恶白僵蚕、石龙芮。

车前子　常山为之使。

女青　蛇衔为之使。

蓑草　畏鼠负。

蘘蓣　乌头为之使。

大黄　黄芩为之使。恶干漆。忌冷水。

商陆　得大蒜良。忌犬肉。伏硇砂、砒石、雌黄。

狼毒　大豆为之使。恶麦句姜。畏醋、占斯、密陀僧。

狼牙　芜荑为之使。恶地榆、枣肌。

大戟　小豆为之使。得枣良。恶薯蓣。畏菖蒲、芦苇。

泽漆　小豆为之使。恶薯蓣。

甘遂　瓜蒂为之使。恶远志。

蕙菪　畏蟹、犀角、甘草、升麻、绿豆。

　　蓖麻 忌炒豆。伏丹砂、粉霜。

　　常山 畏玉札。忌葱、菘菜。伏砒石。

　　藜芦 黄连为之使。恶大黄。畏葱白。

　　附子 地胆为之使。得蜀椒、食盐，下达命门。恶蜈蚣，豉汁。畏防风、甘草、人参、黄芪、绿豆、乌韭、童溲、犀角。

　　天雄 远志为之使。恶腐婢、豉汁。

　　白附子 得火良。

　　乌头 远志、莽草为之使。恶藜芦、豉汁。畏饴糖、黑豆、冷水。伏丹砂、砒石。

　　天南星 蜀漆为之使。得火、牛胆良。恶莽草。畏附子、干姜、防风、生姜。伏雄黄、丹砂、焰消。

　　半夏 射干、柴胡为之使。恶皂荚。忌海藻、饴糖、羊血。畏生姜、干姜、秦皮、龟甲、雄黄。

　　鬼臼 畏垣衣。

　　羊踯躅 畏栀子。恶诸石及面。伏丹砂、硇砂，雌黄。

　　莞花 决明为之使。得醋良。

　　莽草 畏黑豆、紫河车。

　　石龙芮 巴戟为之使。畏蛇蜕皮、吴茱萸。

　　钩吻 半夏为之使。恶黄芩。

菟丝子　薯蓣、松脂为之使。得酒良。恶雚菌。

五味子　苁蓉为之使。恶葳蕤。胜乌头。

牵牛子　得干姜、青木香良。

紫葳　畏卤咸。

瓜蒌根　枸杞为之使。恶干姜。畏牛膝、干漆。

黄环　鸢尾为之使。恶茯苓、防己、干姜。

天门冬　地黄、贝母、垣衣为之使。忌鲤鱼。畏曾青、浮萍。制雄黄、硇砂。

何首乌　茯苓为之使。忌葱、蒜、萝卜、诸血、无鳞鱼。

萆薢　薏苡为之使。畏前胡、柴胡、牡蛎、大黄、葵根。

土茯苓　忌茶。

白敛　代赭为之使。

威灵仙　忌茶、面汤。

茜根　畏鼠姑。制雄黄。

防己　殷蘖为之使。恶细辛。畏萆薢、女菀、卤咸。杀雄黄、硝石毒。

络石　杜仲、牡丹为之使。恶铁落。畏贝母、菖蒲、杀殷蘖毒。

泽泻　畏海蛤、文蛤。

石菖蒲　秦皮、秦艽为之使。恶麻黄、地胆。

忌饴糖、羊肉、铁器。

石斛 陆英为之使。恶凝水石、巴豆。畏雷丸、僵蚕。

石韦 滑石、杏仁、射干为之使。得菖蒲良。制丹砂、矾石。

乌韭 垣衣为之使。

柏叶、柏实 瓜子、桂心、牡蛎为之使。畏菊花、羊蹄、诸石。

桂 得人参、甘草、麦门冬、大黄、黄芩，调中益气。得柴胡、紫石英、干地黄，疗吐逆。畏生葱、石脂。

辛夷 芎为之使。恶五石脂。畏菖蒲、黄连、蒲黄、石膏、黄环。

沉香、檀香 忌见火。

丁香 畏郁金。忌火。

黄柏木 恶干漆。伏硫黄。

厚朴 干姜为之使。恶泽泻、硝石、寒水石。忌豆。

杜仲 恶玄参、蛇蜕皮。

干漆 半夏为之使。畏鸡子、紫苏、杉木、漆姑草、蟹。忌猪脂。

桐油 畏酒。忌烟。

楝实　茴香为之使。

槐实　景天为之使。

秦皮　苦瓠、防葵、大戟为之使。恶吴茱萸。

皂荚　柏实为之使。恶麦门冬。畏人参、苦参、空青。伏丹砂、粉霜、硫黄、硇砂。

巴豆　芫花为之使。得火良。恶蘘草、牵牛。畏大黄、藜芦、黄连、芦笋、酱、豉、豆汁、冷水。

栾华　决明为之使。

桑根白皮　桂心、续断、麻子为之使。

酸枣　恶防己。

山茱萸　蓼实为之使。恶桔梗、防风、防己。

五加皮　远志为之使。畏玄参、蛇皮。

牡荆实　防己为之使。恶石膏。

蔓荆子　恶乌头、石膏。

栾荆子　决明为之使。恶石膏。

石南　五加皮为之使。恶小蓟。

茯苓、茯神　马蔺为之使。得甘草、防风、芍药、麦门冬、紫石英，疗五脏。恶白敛、米醋、酸物。畏地榆、秦艽、牡蒙、龟甲、雄黄。

雷丸　厚朴、芫花、蓄根、荔实为之使。恶葛根。

桑寄生　忌火。

竹沥　姜汁为之使。

占斯 茱萸为之使。

杏仁 得火良。恶黄芩、黄芪、葛根。畏蓑草。

桃仁 香附为之使。

椰实壳 反绿豆，杀人。

秦椒 恶瓜蒌、防葵。畏雌黄。

蜀椒 杏仁为之使。得盐良。畏款冬花、防风、附子、雄黄、冷水、麻仁、浆。

吴茱萸 蓼实为之使。恶丹参、硝石、白垩。畏紫石英。

食茱萸 畏紫石英。

石莲子 得茯苓、山药、白术、枸杞子良。

莲蕊 须忌地黄、葱、蒜。

荷叶 畏桐油。

麻花 䗪虫为之使。

麻仁 恶茯苓。畏牡蛎、白薇。

小麦面 畏汉椒、萝卜。

大麦 石蜜为之使。

罂粟壳 得醋、乌梅、橘皮良。

大豆 得前胡、杏仁、牡蛎、乌喙、诸胆汁良。恶五参、龙胆、猪肉。

大豆黄卷 得前胡、杏子、牡蛎、天雄、乌喙、鼠屎、石蜜良。恶海藻、龙胆。

生姜　秦椒为之使。恶黄芩、黄连、天鼠粪。杀半夏、南星、莨菪毒。

薯蓣　紫芝为之使。恶甘遂。

六芝　并薯蓣为之使。得发良。得麻子仁、牡桂、白瓜子，益人。畏扁青、茵陈蒿。

金　恶锡。畏水银、翡翠石、余甘子、驴马脂。

朱砂银　畏石亭脂、磁石、铁。忌诸血。

生银　恶锡。畏石亭脂、磁石、荷叶、蕈灰、羚羊角、乌贼骨、黄连、甘草、飞廉、鼠尾、龟甲、生姜、地黄、羊脂、苏子油。恶羊血、马目毒公。

赤铜　畏苍术、巴豆、乳香、胡桃、慈姑、牛脂。

黑铅　畏紫背天葵。

胡粉　恶雌黄。

锡　畏五灵脂、伏龙肝、段羊角、马鞭草、地黄、巴豆、蓖麻、姜汁、砒石、硇砂。

诸铁　制石亭脂。畏磁石、皂荚、乳香、灰炭、朴消、硇砂、盐卤、猪大脂、荔枝。

玉屑　恶鹿角。畏蟾肪。

玉泉　畏款冬花、青竹。

青琅　得水银良。杀锡毒。畏鸡骨。

白石英　恶马目毒公。

紫石英　长石为之使。得茯苓、人参、芍药，主心中结气。得天雄、菖蒲，主霍乱。恶蛇甲、黄连、麦句姜。畏扁青、附子及酒。

云母　泽泻为之使。恶徐长卿。忌羊血。畏蛇甲、矾石、东流水、百草上露、茅屋漏水。制汞。伏丹砂。

丹砂　恶磁石。畏咸水、车前、石韦、皂荚、决明、瞿麦、南星、乌头、地榆、桑葚、紫河车、地丁、马鞭草、地骨皮、阴地厥、白附子。忌诸血。

水银　畏磁石、砒石、黑铅、硫黄、大枣、蜀椒、紫河车、松脂、松叶、荷叶、谷精草、金星草、萱草、夏枯草、莨菪子、雁来红、马蹄香、独脚莲、水慈姑、瓦松、忍冬。

汞粉　畏磁石、石黄、黑铅、铁浆、陈酱、黄连、土茯苓。忌一切血。

粉霜　畏硫黄、荞麦杆灰。

雄黄　畏南星、地黄、莴苣、地榆、黄芩、白芷、当归、地锦、苦参、五加皮、紫河车、五叶藤、鹅肠草、鸡肠草、鹅不食草、圆桑叶、猬脂。

雌黄　畏黑铅、胡粉、芎䓖、地黄、独帚、益母、羊不食草、地榆、瓦松、五加皮、冬瓜汁。

石膏　鸡子为之使。畏铁。恶莽草、巴豆、马目毒公。

　　理石　滑石为之使。恶麻黄。

　　方解石　恶巴豆。

　　滑石　石韦为之使。恶曾青。制雄黄。

　　不灰木制　三黄，水银。

　　五色石脂　畏黄芩、大黄、官桂。

　　赤石脂　恶大黄、松脂。畏芫花、豉汁。

　　白石脂　燕屎为之使。恶松脂。畏黄芩、黄连、甘草、飞廉、毒公。

　　黄石脂　曾青为之使。恶细辛。畏蜚蠊、黄连、甘草。忌卵味。

　　孔公蘖　木兰为之使。恶术、细辛。忌羊血。

　　石钟乳　蛇床为之使。恶牡丹、玄石、牡蒙、人参、术。忌羊血。畏紫石英、蘘草、韭实、独蒜、胡葱、胡荽、麦门冬、猫儿眼草。

　　殷蘖　恶防己。畏术。

　　阳起石　桑螵蛸为之使。恶泽泻、雷丸、菌桂、石葵、蛇蜕皮。畏菟丝子。忌羊血。

　　磁石　柴胡为之使。恶牡丹、莽草。畏黄石脂。杀铁毒。消金。伏丹砂。养水银。

　　玄石　畏松脂、柏实、菌桂。

　　代赭石　干姜为之使。畏天雄、附子。

禹余粮 牡丹为之使。制五金、三黄。

太一余粮 杜仲为之使。畏贝母、菖蒲、铁落。

空青 畏菟丝子。

石胆 水英为之使。畏牡桂、菌桂、辛夷、白薇、芫花。

砒石 畏冷水、绿豆、醋、青盐、蒜、硝石、水蓼、常山、益母、独帚、菖蒲、木律、菠菜、莴苣、鹤顶草、三角酸、鹅不食草。

大盐 漏芦为之使。

朴消 石韦为之使。畏麦句姜、京三棱。

凝水石 畏地榆。

硝石 火为之使。恶曾青、苦参、苦菜。畏女菀、杏仁、竹叶、粥。

硇砂 制五金、八石。忌羊血。畏一切酸浆水、醋、乌梅、牡蛎、卷柏、萝卜、独帚、羊蹄、商陆、冬瓜、苍耳、蚕沙、海螵蛸、羊骨、羊踯躅、鱼腥草、河豚鱼胶。

蓬砂 畏知母、芸薹、紫苏、甑带、何首乌、鹅不食草。

石硫黄 曾青、石亭脂为之使。畏细辛、朴消、铁、醋、黑锡、猪肉、鸭汁、余甘子、桑灰、益母、天盐、车前、黄柏、石韦、荞麦、独帚、地骨皮、地榆、蛇床、蓖麻、菟丝、蚕沙、紫荷、桑白皮、马鞭草。

矾石　甘草为之使。恶牡蛎。畏麻黄、红心灰藋。

绿矾　畏醋。

蜜蜡　恶芫花、齐蛤。

蜂子　畏黄芩、芍药、白前、牡蛎、紫苏、生姜、冬瓜、苦荬。

露蜂房　恶干姜、丹参、黄芩、芍药、牡蛎。

桑螵蛸　得龙骨，止精。畏旋覆花、戴椹。

白僵蚕　恶桔梗、茯苓、茯神、萆薢、桑螵蛸。

晚蚕沙　制硇砂、焰消、粉霜。

斑蝥　马刀为之使。得糯米、小麻子良。恶曾青、豆花、甘草。畏巴豆、丹参、空青、黄连、黑豆、靛汁、葱、茶、醋。

芫青、地胆、葛上亭长　并同斑蝥。

蜘蛛　畏蔓菁、雄黄。

水蛭　畏石灰、食盐。

蛴螬　蜚蠊为之使。恶附子。

蝼蛄　畏石膏、羊角、羊肉。

衣鱼　畏芸草、莽草、莴苣。

䗪虫　畏皂荚、菖蒲、屋游。

蜚虻　恶麻黄。

蜈蚣 畏蛞蝓、蜘蛛、白盐、鸡屎、桑白皮。

蚯蚓 畏葱、盐。

蜗牛、蛞蝓 畏盐。

龙骨、龙齿 得人参、牛黄、黑豆良；畏石膏、铁器。忌鱼。

龙角 畏蜀椒、理石、干漆。

鼍甲 蜀漆为之使。畏芫花、甘遂、狗胆。

蝙蝠 恶硫黄、斑蝥、芫荑。

蛇蜕 得火良。畏慈石及酒。

白花蛇、乌蛇 得酒良。

鲤鱼胆 胆蜀漆为之使。

乌贼鱼骨 恶白及、白敛、附子。

河豚 畏橄榄、甘蔗、芦根、粪汁、鱼茗木、乌篢草根。

龟甲 恶沙参、蜚蠊。畏狗胆。

鳖甲 恶矾石、理石。

牡蛎 贝母为之使。得甘草、牛膝、远志、蛇床子良。恶麻黄、吴茱萸、辛夷。伏硇砂。

蚌粉 制石亭脂、硫黄。

海蛤 蜀漆为之使。畏狗胆、甘遂、芫花。

伏翼 苋实、云实为之使。

夜明沙 恶白敛、白薇。

五灵脂　恶人参。

羖羊角　菟丝子为之使。

羊胫骨　伏硇砂。

牛乳　制秦艽、不灰木。

马脂、驼脂　柔五金。

阿胶　得火良。薯蓣为之使。畏大黄。

牛黄　人参为之使。得牡丹、菖蒲，利耳目。恶龙骨、龙胆、地黄、常山、蜚蠊。畏牛膝、干漆。

犀角　松脂、升麻为之使。恶雷丸、萑菌、乌头、乌喙。

熊胆　恶防己、地黄。

鹿茸　麻勃为之使。

鹿角　杜仲为之使。

鹿角胶　得火良。畏大黄。

麋脂　忌桃、李。畏大黄。

麝香　忌大蒜。

猬皮　得酒良。畏桔梗、麦门冬。

猬脂　制五金、八石。伏雄黄。

第二章 解表类

凡以发散表邪、解除表证为主要作用的药物，称解表药。由于表证有风寒和风热之不同，故本类药物相应分为发散风寒药和发散风热药两类。

发散风寒药

本类药物主要用于风寒表证，症见恶寒发热，无汗或汗出不畅等，还可用于治疗咳喘等。

羌活

性味 温，辛、苦。

✳ 别名 羌青，护羌使者，胡王使者，羌滑。

✳ 来源 为伞形科羌活属植物羌活的根茎及根。

🍵 药用功效 散表寒、祛风除湿、利关节、止痛，主治外感风寒、头痛无汗、风寒湿痹痛、风水浮肿、肩背酸痛。

🍵 用法用量 内服：煎汤，3～10克；也可入丸、散。

🍵 方剂选用

治感冒发热、扁桃体炎：羌活20～25克，板蓝根、蒲公英各50克，水煎，每日1剂，分两次服。

🍵 注意事项 气血亏虚者慎服。

紫苏叶

性味 温，辛。

※别名 苏，苏叶，紫菜，白紫苏，香苏，苏麻，赤苏。

※来源 为唇形科植物紫苏的叶或带叶嫩枝。

药用功效 散寒解表、行气化痰、安胎、解鱼蟹毒，主治风寒表证、咳嗽痰多、胸脘胀满、恶心呕吐、腹痛吐泻、胎气不和、妊娠恶阻、食鱼蟹中毒。

用法用量 内服：煎汤（不宜久煎），3～10克。治鱼蟹中毒，单用可用至30～60克。外用：捣敷、研末擦或煎汤洗。

方剂选用

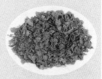

治疗伤风发热：紫苏叶、防风、川芎各5克，陈皮5克，甘草3克，加生姜5克煎服。

注意事项 阴虚、气虚及温病者慎服。

生姜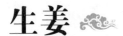

性味 温，辛。

* **别名** 均姜。
* **来源** 为姜科姜属植物姜的新鲜根茎。

药用功效 散寒解表、降逆止呕、化痰止咳、解诸毒，主治风寒感冒、恶寒发热、头痛鼻塞、呕吐、反胃、痰饮喘咳、泄泻，解半夏、天南星、鱼蟹、鸟兽肉毒。

用法用量 内服：煎汤，5～15克；捣汁冲服。外用：捣敷擦患处或绞汁调擦。

方剂选用

❶ 治风寒感冒：生姜5片、紫苏叶50克，水煎服。

❷ 治呕吐：生姜50克，切碎，加700毫升醋浆，煎成400毫升，空腹时和滓徐饮之。

注意事项 阴虚内热者及实热证者忌服。

防风

性味 微温，辛、甘。

❋ **别名** 铜芸，回云，回草，百枝，百韭，百种，屏风，风肉。

❋ **来源** 为伞形科防风属植物防风的根。

📋 **药用功效** 解表祛风、除湿、止痉，主治感冒头痛、风湿痹痛、风疹瘙痒、破伤风等症。

📋 **用法用量** 内服：煎汤，7.5 ~ 15 克；研末入丸、散。外用：研末调敷。

📋 **方剂选用**

治偏正头风：防风、白芷各200 克，研为细末，加蜂蜜和成如子弹大小的丸，偏正头风空腹服 1 丸，身上麻风食后服 1 丸。如有牙风毒，则用茶清调为丸，每服 1 丸，茶汤送下，未愈时可连进 3 丸。

📋 **注意事项** 阴虚火旺、血虚发痉者慎用。

麻黄

性味 温，辛，微苦。

❋ **别名** 龙沙，狗骨，卑相，结力根，山麻黄。

❋ **来源** 为麻黄科麻黄属植物木贼麻黄的草质茎。

药用功效 发汗解表、宣肺平喘、利水消肿，主治风寒表实证、咳嗽气喘、风水浮肿、小便不利、风湿瘙痒、阴疽痰核。

用法用量 内服：煎汤，每次 1.5 ~ 10 克；入丸、散。外用：研末鼻或研末敷。生用发汗力强，发汗利水用之；蜜炙能润肺、止咳平喘。

方剂选用

治太阳病头痛发热、身疼腰痛、恶风无汗：麻黄 150 克（去节）、桂枝 100 克（去皮）、甘草 50 克（炙）、杏仁 70 个（去皮、尖），取水 9 升，先煮麻黄，减 2 升，去上沫，纳诸药，煮取 2.5 升，去滓，温服八合，覆取微似汗，不需啜粥。

白芷

性味 温、辛。

✳ **别名** 川白芷。
✳ **来源** 为伞形科当归属植物杭白芷的干燥根。

🏮 **药用功效** 祛风散寒、通窍止痛、消肿排脓、燥湿止带。

🏮 **用法用量** 内服：煎汤，4 ~ 10 克；入丸、散。外用：研末或调敷。

🏮 **方剂选用**

治头痛不可忍及赤眼、牙痛：香白芷、干姜各25克，蒿角子5克，研为末，茶调服，每日2.5克。以上分量分作3次，慢慢吸入鼻内，然后揉动两太阳穴，其痛立止。

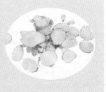

🏮 **注意事项** 血虚有热及阴虚阳亢头痛者禁服。

辛夷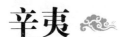

性味 温，辛。

* **别名** 紫玉兰，木兰，木笔。
* **来源** 木兰科木兰属紫玉兰的干燥花蕾。

药用功效 治头痛、鼻窦炎等，并有降压的功效。

用法用量 内服：煎汤，5～15克；也可入丸、散。外用：研末塞鼻或用水浸液、蒸馏液滴鼻。

方剂选用

治鼻炎：辛夷25克、苍耳子7.5克、香白芷50克、薄荷叶2.5克，上药并晒干，研为细末，每服10克，用葱、茶清食后调服。

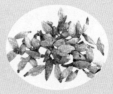

注意事项 阴虚火旺者忌服。

桂枝

性味 温，辛、甘。

❊ **别名** 柳桂，肉桂。

❊ **来源** 为樟科樟属植物肉桂的干燥嫩枝。

药用功效 发汗解肌、温经通脉、通阳化气，治风寒表证、肩背肢节酸疼、胸痹痰饮、经闭病癥瘕。

用法用量 内服：煎汤，2.5～10克，大剂量可用至15～30克；研末入丸、散。

方剂选用

治伤寒发汗后脐下悸者：茯苓250克，桂枝200克（去皮），甘草100克（炙），大枣15枚，先加适量水煮茯苓，再放入其他药材，煮取3升，去滓，每次温服1升，日服3次。

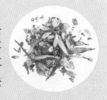

注意事项 凡温热病、阴虚阳盛及血热妄行、月经过多者忌服。

发散风热药

本类药物性味多辛凉，发汗作用比较缓和，以发散风热为主要功效。

薄荷

性味 凉，辛。

❋ **别名** 蕃荷菜，菝蔺，南薄荷，猫儿薄苛。

❋ **来源** 为唇形科薄荷属植物薄荷的全草或叶。

药用功效 疏风清热、清头爽目、发表透疹、清利咽喉、解毒、疏肝解郁。

用法用量 内服：煎汤，3～6克；研末入丸、散。外用：捣汁或煎汁涂患处。

方剂选用

❶ 治风热感冒：薄荷、菊花、银花各 10 克，水煎服。

❷ 治风热头痛、目赤：薄荷、桑叶、野菊花各 10 克，煎水代茶饮。

注意事项 阴虚血燥、表虚汗多者忌服。

蝉蜕

性味 凉，辛。

* **别名** 蜩甲，蝉壳，伏壳，伏蜟，枯蝉，蝉甲。
* **来源** 为蝉科华南蚱蝉属昆虫黑蚱羽化后的蜕壳。

药用功效 发散风热、宣肺、定痉、透疹止痒、退翳明目，主治外感风热、咳嗽音哑、麻疹透发不畅、风疹瘙痒、小儿惊痫、目赤、翳障、疔疮肿毒、破伤风。

用法用量 内服：煎汤，3～10克；单味研末冲服。一般病症用量宜小，止痉则需大量。

方剂选用
　　治风温初起、风热新感、冬温袭肺、咳嗽：薄荷5克，蝉蜕5克（去足、翅），前胡5克，淡豆豉20克，瓜蒌壳10克，牛蒡子5克，煎服。

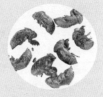

注意事项 孕妇慎服。

菊花

性味 微寒，辛、甘、苦。

❈ **别名** 节华，日精，女节，甘菊，甜菊花，药菊。
❈ **来源** 为菊科菊属植物菊的头状花序。

药用功效 发散风热、清肝明目、平抑肝阳、清热解毒，主治头痛、眩晕、目赤、心胸烦热、疔疮、肿毒、诸风头眩、酒毒疔肿。

用法用量 内服：煎汤，10～15克；泡茶或研末入丸、散。外用：煎水洗或捣烂敷。疏散风热多用黄菊花（杭菊花），平肝明目多用白菊花（滁菊花）。

方剂选用

治热毒风上攻、目赤头旋、眼花面肿：焙菊花、焙排风子、炮甘草各50克，共捣为散，晚上睡觉时用温水调服15毫升。

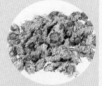

注意事项 气虚胃寒、食少泄泻之病宜少用之。

葛根

性味 凉，辛、甘。

❋ **别名** 鸡齐根，干葛，甘葛，粉葛，葛麻茹，葛子根，葛条，葛藤等。

❋ **来源** 为豆科葛属植物野葛的干燥根。

药用功效 解肌退热、透发麻疹、生津止渴、升阳止泻、解酒。根含黄酮，还有降血糖、血压、扩张心脑血管、丰乳细腰的作用。

用法用量 煎汤，10～15克。退热生津宜生用，升阳止泻宜煨用。生津以鲜葛根为优。

方剂选用

治感冒：葛根15克，薄荷10克，水煎服，对风热感冒汗出、发烧不退而又口渴者最为适宜。

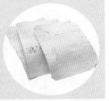

注意事项 表虚多汗与虚阳上亢者慎用。

牛蒡子

性味 寒，辛、苦。

* **别名** 恶实，鼠粘子，黍粘子，大力子，蝙蝠刺，毛然然子，黑风子，毛锥子，粘苍子。

* **来源** 为菊科牛蒡属植物牛蒡的成熟果实。

药用功效 疏散风热、宣肺透疹、消肿解毒、利咽散结，主治风热咳嗽、咽喉肿痛、斑疹不透、风疹作痒、痈肿疮毒。

用法用量 内服：煎汤（宜捣碎），7.5～15克；研末入丸、散。炒用寒性略减。外用：煎水含漱。

方剂选用

❶ 治皮肤风热、遍身瘾疹：牛蒡子、浮萍各等份，每次以薄荷汤调下10克，每2服两次。

❷ 治风热闭塞咽喉、遍身浮肿：牛蒡子1000克，炒至半生半熟，杵为末，热酒调下。

注意事项 气虚色白、大便自利或泄泻者慎服之。

柴胡

性味 微寒，苦、辛。

❋别名 南柴胡，红柴胡，软苗柴胡，香柴胡。

❋来源 为伞形科柴胡属植物狭叶柴胡的根。

药用功效 疏散退热、舒肝解郁、升举阳气、清胆截疟，主要用于治疗感冒发热、寒热往来。

用法用量 内服：煎汤，3～10克；研末入丸、散。外用：煎水洗或研末调敷。和解退热宜生用，疏肝解郁多用醋炙，升举阳气多用蜜炙，行血调经多用酒炙，骨蒸劳热用鳖血拌炒。

方剂选用

治邪入经络、解利伤寒、时疾、中伏暑：柴胡200克（洗，去苗），甘草50克（炙），共研为细末，每次取10克，水同煎，饭后热服。

注意事项 肝阳上亢、肝风内动、阴虚火旺及气机上逆者忌用或慎用。

升麻

性味 微寒，微甘、辛。

✳ **别名** 绿升麻，周升麻，周麻，鸡骨升麻，鬼脸升麻。
✳ **来源** 为毛茛科升麻属植物升麻的根茎。

药用功效 发表透疹、清热解毒、升举阳气，主要用于治疗风热头痛、齿痛、口疮、咽喉肿痛、麻疹不透、阳毒发斑、脱肛、子宫脱垂。

用法用量 内服：煎汤，3～10克；研末入丸、散。外用：研末调敷，煎水含漱或淋洗。发表透疹、解毒宜制用，升阳举陷固脱宜生用。

方剂选用 治伤寒、温疫、头痛、疮疹已发未发：干葛（锉细）、升麻、芍药、甘草（锉，炙）各等份，共研为粗末，加水适量煎，每次服20克，温服，无时。

注意事项 麻疹已透、阴虚火旺、肝阳上亢、上盛下虚者忌服。

第三章 清热类

凡药性寒凉，以清解里热为主要作用的药物，称为清热药。

清热泻火药

本节药物以清热泻火为主要功效。体虚有里热证时应注意顾护正气，当配伍补虚药同用。

石膏

性味 寒，辛、甘。

❋别名 细石，细理石，软石膏，寒水石，白虎。

❋来源 硫酸盐类矿物硬石膏族石膏。

药用功效 生用清热泻火、除烦止渴，用于外感热病、高热烦渴、肺热喘咳、胃火亢盛、牙痛、头痛。煅石膏收湿、生肌、敛疮、止血，外治溃疡不敛、湿疹瘙痒、水火烫伤、外伤出血。

用法用量 内服：煎汤，15～50克（大剂量可用至300～400克），打碎先煎；研末入丸、散。外用：多煅过用，研末撒或调敷。

方剂选用

治湿温多汗、妄言烦渴：石膏、炙甘草等份，共研为末，每次服10克，温开水调下。

知母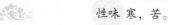

性味 寒，苦。

✳ 别名 蒜瓣子草，连母，野蓼，地参，水参，水浚，货母，蝭母。

✳ 来源 为百合科多年生草本植物知母的干燥根茎。

药用功效 清热泻火、生津润燥，用于外感热病、高热烦渴、肺热燥咳、骨蒸潮热、内热消渴、肠燥便秘。

用法用量 内服：煎汤，6 ~ 12克；研末入丸、散。

方剂选用

治温疟壮热、不能食：知母、鳖甲（炙）、地骨皮各150克，常山100克，竹叶（切）1000克，石膏200克（碎），上6味切碎，以水7升煮取2升，去滓，分3次服。

注意事项 脾胃虚寒，大便溏泄者禁服。

寒水石

性味 寒，辛、咸。

✳ **别名** 凝水石，白水石，凌水石，盐精，水石，冰石，盐精石，盐枕，盐根。

✳ **来源** 为碳酸钙的矿石方解石。

药用功效 清热降火、除烦止渴、利窍消肿，治时行热病、积热烦渴、吐泻、水肿、尿闭、齿衄、丹毒、烫伤。

用法用量 内服：煎汤，6～15克；研末入丸、散。外用：研末擦或调敷。

方剂选用

　　治五脏六腑积热，天行时气疫热，以致烦满消渴：寒水石、石膏、滑石各25克，甘草10克，均研末，每次服5克，温开水调服。

注意事项 脾胃虚寒者忌服。

淡竹叶

性味 寒，甘、淡。

❀别名 山鸡米，竹麦冬，长竹叶。

❀来源 为禾本科多年生草本淡竹叶的干燥茎叶。

药用功效 清热除烦、利尿，用于治疗热病烦渴、小便赤涩淋痛、口舌生疮。

用法用量 内服：煎汤，9 ~ 15 克。

方剂选用

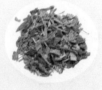

❶ 治尿血：淡竹叶、白茅根各 15 克，水煎服，每日 1 剂。

❷ 治热淋：淡竹叶 20 克，灯芯草 15 克，海金沙 10 克，水煎服，每日 1 剂。

注意事项 无实火、湿热者慎服，体虚有寒者禁服。

莲子心

性味 寒，苦。

❋ 别名 苦薏，莲薏，莲心。

❋ 来源 为睡莲科莲属植物莲的成熟种子中的幼叶及胚根。

🌸 药用功效 静心安神、交通心肾、涩精止血，用于热入心包、神昏谵语、心肾不交、失眠遗精、血热吐血。

🌸 用法用量 内服：煎汤，1.5 ~ 3 克；入散剂。

🌸 方剂选用

治太阴温病、发汗过多、神昏谵语者：玄参心 15 克，莲子心 2.5 克，竹叶卷心 10 克，连翘心 10 克，犀角尖 10 克（磨，冲），麦冬 15 克，水煎服。

🌸 注意事项 脾胃虚寒者慎用。

栀子

性味 寒，微酸而苦。

✳ **别名** 山栀子，枝子，黄栀子，山黄栀。

✳ **来源** 为茜草科常绿灌木栀子的干燥成熟果实。

🔲 **药用功效** 泻火除烦、清热利尿、凉血解毒，用于花疸尿赤、血淋涩痛、火毒疮疡、扭伤。黄栀子果实具有清热利湿、解毒除烦、凉血散瘀作用。

🔲 **用法用量** 内服：煎汤，10～20克；研末入丸、散。外用：研末或调敷。

🔲 **方剂选用**

❶ 治感冒高烧：栀子根60克，山麻子根30克，鸭脚村二层皮60克，红花婆根30克，煎服。

❷ 治眼红肿痛：用栀子叶、菊花各9克，黄芩、龙胆、甘草各6克，用水煎服，连服15天。

🔲 **注意事项** 脾虚便溏，胃寒作痛者忌服。

夏枯草

性味 寒，苦、辛。

* **别名** 麦夏枯，铁色草，棒头柱，棒槌草，锣锤草。

* **来源** 为唇形科多年生草本植物夏枯草的干燥果穗。

药用功效 清肝明目、散结解毒，主治瘰疬、瘿瘤、乳痈、乳癌、目珠夜痛、羞明流泪、头目眩晕、口眼歪斜、筋骨疼痛、肺结核、急性黄疸型传染性肝炎、血崩、带下。

用法用量 内服：煎汤，6～15克，大剂量可用至30克；熬膏或入丸、散。外用：煎水洗或捣敷。

方剂选用

治肝虚目睛疼、冷泪不止、筋脉痛及眼羞明怕日：夏枯草25克、香附子50克，共研为末，每次服5克，腊茶调下。

注意事项 脾胃虚弱者慎服。

苦丁茶

性味 寒，甘、苦。

✳别名 大叶茶，苦灯茶。

✳来源 来源为冬青科植物大叶冬青的叶。

药用功效 散风热、清头目、除烦渴，用于头痛、齿痛、目赤、热病烦渴、痢疾。

用法用量 内服：煎汤，3～9克；研末入丸剂。外用：煎水熏洗或涂擦。

方剂选用

❶治口腔炎：大叶冬青叶30克，水煎咽下。

❷治烫伤：大叶冬青叶适量，水煎外洗，并用叶研粉，茶油调涂。

❸治外伤出血：鲜苦丁茶捣烂绞汁涂擦；干叶研细末，麻油调搽。

注意事项 孕妇慎服。

决明子

性味 微寒，苦、甘、咸。

❋ **别名** 草决明，马蹄决明，假绿豆。

❋ **来源** 为豆科一年生草本植物决明的干燥成熟种子。

❋ **成分** 新鲜种子含大黄酚、大黄素甲醚、芦荟大黄素、大黄酸、大黄素葡萄糖苷、大黄素蒽酮、大黄素甲醚、决明素、橙黄决明素，以及新月孢子菌玫瑰色素、决明松、决明内酯。另含维生素A。

药用功效 清肝明目、利水通便，治风热赤眼、青盲、雀目、高血压、肝炎、肝硬化腹水、习惯性便秘。

用法用量 内服：煎汤，6～15克，大量可用至30克；研末；泡茶饮。外用：研末调敷。

方剂选用

❶治失明、目中无他、无所见，如绢中视：决明子2000克，捣筛，煮粥服用。忌与鱼、蒜、猪

肉同食用。

❷治目赤肿痛：决明子
炒研，茶调，敷两太阳穴，
干则易之。亦治头风热痛。

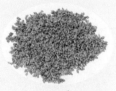

❸治雀目：决明子100
克，地肤子50克，捣细为散，每餐饭后以清粥饮
调下5克。

❹治眼补肝、除暗明目：决明子1升、蔓荆
子1升（用好酒5升，煮至酒尽，曝干），上药共
捣细为散，每次服10克，以温开水调下，饭后及
临睡前服。

❺治急性结膜炎：决明子、菊花各15克，蔓
荆子、木贼各10克，水煎服。

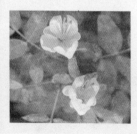

❻治高血压：决明
子25克，炒黄，水煎
代茶饮。

❼治小儿疳积：草
决明子15克，研末；鸡
肝1副，捣烂；以白酒少
许调和成饼，蒸熟服。

🈲注意事项 脾胃虚寒及便溏者慎服。

无花果

性味 凉，甘。

❋ **别名** 驼驿，阿驿，底珍，天生子，映日果，优昙钵，蜜果，文仙果，奶浆果，品仙果。

❋ **来源** 桑科无花果属植物无花果的聚花果。

药用功效 清热生津、健胃清肠、解毒消肿，主治肠炎、痢疾、便秘、喉痛、痈疮疥癣，还有利咽喉、开胃驱虫之功效。

用法用量 内服：煎汤，9～15克，大剂量可用至30～60克；生食1～2枚。外用：煎水洗、研末调敷或吹喉。

方剂选用

❶ 治咽喉刺痛：干无花果研末，吹喉。

❷ 治肺热声嘶：干无花果25克，水煎，调冰糖服。

注意事项 中寒者忌食。

清热解毒药

本节药物能清解热毒或火毒，主要用于痈肿疔毒、丹毒、热毒下痢、咽喉肿痛、癌肿等。

金银花

性味 寒，甘。

❋ **别名** 二宝花，双花，银花，金花，忍冬花。

❋ **来源** 忍冬科植物忍冬的干燥花蕾或带初开的花。

药用功效 清热、解毒，主治温病发热、热毒血痢、痈疡、肿毒、瘰疬、痔漏。

用法用量 内服：煎汤，10 ~ 20 克；研末入丸、散。外用：捣敷。

方剂选用
预防乙脑、流脑：金银花、连翘、大青根、芦根、甘草各 15 克。水煎，代茶饮，每日一剂，连服 3 ~ 5 天。

注意事项 脾胃虚寒及气虚疮疡脓清者慎服。

连翘

性味 微寒，苦。

❋ 别名 旱连子，大翘子，大翘，黄花杆。

❋ 来源 为木犀科落叶灌木连翘的干燥果实。

🔹 药用功效 清热解毒、散结消肿，主治温热、丹毒、斑疹、痈疡肿毒、瘰疬、小便淋闭。

🔹 用法用量 内服：煎汤，6～15克；研末入丸、散。外用：煎水洗。

🔹 方剂选用

治太阴风温、温热、温疫：连翘50克，金银花50克，苦桔梗30克，薄荷30克，竹叶20克，生甘草25克，芥穗20克，淡豆豉25克，牛蒡子30克，上杵为散，每次服30克，鲜苇根汤煎，香气大出时即取服，勿过煮。病重者约2时服1次，日服3次，夜服1次；轻者3小时服1次，日服3次，夜服用1次。

🔹 注意事项 脾胃虚弱、气虚发热者忌服。

板蓝根

性味 寒，苦。

※别名 靛青根，蓝靛根，靛根。

※来源 为十字花科菘蓝属植物菘蓝的根。

药用功效 清热解毒、凉血利咽，用于温病、发斑、喉痹、丹毒、痈肿，可防治流行性乙型脑炎、急慢性肝炎、流行性腮腺炎、骨髓炎。

用法用量 内服：煎汤，15～30克，大剂量可用60～120克；研末入丸、散。外用：煎汤熏洗。

方剂选用

❶ 治流行性感冒：板蓝根50克，羌活25克，煎汤，一日两次分服，连服2～3日。

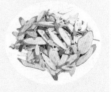

❷ 治肝炎：板蓝根50克，水煎服。

注意事项 脾胃虚寒而无实火热毒者忌服。

贯众

性味 微寒，苦、涩。有小毒。

❋ **别名** 贯节，贯渠，百头，虎卷，贯中，贯钟。

❋ **来源** 为鳞毛蕨科鳞毛蕨属植物粗茎鳞毛蕨的带叶柄残基的根茎。

药用功效 清热解毒、止血杀虫，主治风热感冒、温热斑疹、吐血、衄血等症。

用法用量 内服：煎汤，5 ~ 15克；研末入丸、散。外用：研末调涂。驱虫及清热解毒宜生用，止血宜炒炭用。

方剂选用

治钩虫病：贯众150克，苦楝皮、山紫苏、土荆芥各25克，煎汤，成人1次服完。

注意事项 阴虚内热及脾胃虚寒者不宜服用，孕妇慎用。

蒲公英

性味 寒，苦、甘。

❀ 别名 黄花地丁，婆婆丁，奶汁草。

❀ 来源 为菊科蒲公英属植物蒲公英的带根全草。

药用功效 清热解毒、利尿散结，主治急性乳腺炎、淋巴腺炎、瘰疬、疔毒疮肿、急性结膜炎、感冒发热、急性扁桃体炎、急性支气管炎、胃炎、肝炎、胆囊炎、尿路感染。

用法用量 内服：煎汤，15 ~ 50 克（大剂量可用至 100 克）；捣汁或入散剂。外用：捣敷。

方剂选用

❶ 治乳痈：蒲公英（洗净细锉）、忍冬藤各等份，同煎浓汤，入少许酒佐之。

❷ 治急性乳腺炎：蒲公英 100 克，香附 50 克，每日一剂，煎服两次。

注意事项 大量可致缓泻。

鱼腥草

性味 微寒，辛。

别名 臭草，侧耳根，臭根草，臭灵丹。

来源 为三白草科多年生草本蕺菜的干燥地上部分。

药用功效 清热解毒、消痈排脓、利尿通淋，主治肺炎、肺脓疡、热痢、疟疾、水肿、淋病、白带、痈肿、痔疮、脱肛、湿疹、秃疮、疥癣。

用法用量 内服：煎汤，15 ~ 25 克（鲜品50 ~ 100 克）；捣汁调服。外用：煎水熏洗或捣敷。

方剂选用

❶治肺痈（症见吐脓、吐血）：鱼腥草、天花粉、侧柏叶各等份，煎汤服之。

❷治病毒性肺炎、支气管炎、感冒：鱼腥草、厚朴、连翘各 15克，研末；桑枝 50 克，煎水冲服药末。

注意事项 虚寒症及阴性外疡者忌服。

红藤

性味 平，苦。

❋ 别名 大血藤，红血藤，黄梗藤。

❋ 来源 为木通科木质藤本植物大血藤的干燥藤茎。

药用功效 清热解毒、活血止痛，用于治疗肠痈腹痛、热毒疮疡、跌打损伤、风湿痹痛、闭经、痛经等。

用法用量 内服：煎汤，15 ~ 25克；研末或浸酒。外用：捣敷。

方剂选用

❶ 治急、慢性阑尾炎，阑尾脓肿：红藤100克，紫花地丁50克，水煎服。

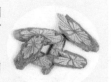

❷ 治风湿筋骨疼痛、经闭腰痛：红藤50克，水煎服。

注意事项 孕妇慎用。

穿心莲

性味 寒，苦。

❋ 别名 榄核莲，苦胆草，斩龙剑，日行千里，四方莲，金香草，金耳钩，印度草，苦草。

❋ 来源 为爵床科一年生草本穿心莲的干燥地上部分。

🔅 药用功效 清热解毒、凉血消肿，主治感冒发热、咽喉肿痛、口舌生疮、顿咳劳嗽、泄泻痢疾、热淋涩痛、痈肿疮疡、毒蛇咬伤。

🔅 用法用量 内服：煎汤，9～15克；单味大剂量可用至30～60克，研末，每次取用0.6～3克，装入胶囊吞服或开水送服。外用：适量，捣烂或制成软胶囊涂患处，或水煎滴眼、耳。

🔅 方剂选用

❶ 治细菌性痢疾、阿米巴痢疾、肠炎：穿心莲鲜叶15片，水煎调蜜服。

❷ 治急性菌痢、胃肠炎：穿心莲15克，水煎服，每日

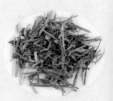

一剂，两次分服。

❸ 治感冒发热、头痛及热泻：穿心莲叶研末，每次 1.5 克，日服 3 次，白开水送下。

❹ 治流行性感冒、肺炎：穿心莲干叶研末，每次服 5 克，日服 3 ~ 4 次。

❺ 治支气管炎：穿心莲叶 15 克，水煎服。

❻ 治大叶性肺炎：穿心莲 30 克，梅叶冬青 50 克、麦门冬 25 克，白茅根 50 克，金银花 25 克，水煎，分两次服，每日一剂。

注意事项 败胃，不宜多服久服。本品味极苦，用量不宜过大。

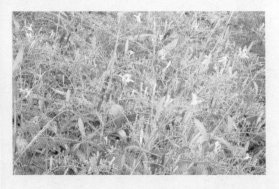

土茯苓

性味 平，甘、淡。

❋ **别名** 红土苓，硬饭头，冷饭团。

❋ **来源** 为百合科菝葜属植物光叶菝葜的根茎。

药用功效 清热除湿、泄浊解毒、通利关节，主治梅毒、淋浊、泄泻、筋骨挛痛、脚气、痈肿、疮癣、瘰疬、瘿瘤及汞中毒。

用法用量 内服：煎汤，10～60克。外用：研末调敷。

方剂选用

❶ 治杨梅疮毒：土茯苓 200克，皂角子 7 个，水煎代茶饮。浅者 14 天，深者 28 天见效。

❷ 治风湿骨痛、疮疡肿毒：土茯苓 500 克，去皮，和猪肉炖烂，分数次连渣服。

注意事项 肝肾阴虚者慎服。忌犯铁器，服时忌茶。

马齿苋

性味 寒，酸。

✳ **别名** 马齿草，马苋，酱瓣豆草，酸味菜。

✳ **来源** 马齿苋科一年生肉质草本马齿苋的干燥全草。

药用功效 清热解毒、凉血消肿，主治热毒泻痢、热淋血淋、赤白带下、崩漏、痔血痈肿、丹毒瘰疬、湿癣白秃。

用法用量 内服：煎汤，干品 10 ~ 15 克，鲜品 30 ~ 60 克；绞汁用。外用：捣敷，烧灰研末调敷，煎水洗。

方剂选用

❶ 治血痢：马齿苋两大把（切），粳米 300 克，煮粥，不加任何调味料，空腹淡食。

❷ 治赤白带下：马齿苋绞汁 0.3 升，用一个鸡蛋清调和，温热服之。

注意事项 脾虚便溏者及孕妇慎服。

土牛膝

性味 寒，甘、微苦、微酸。

❋ 别名 杜牛膝。

❋ 来源 苋科牛膝属多年生草本土牛膝的干燥根和根茎。

药用功效 活血去瘀、泻火解毒、利尿通淋，主治闭经、跌打损伤、风湿关节痛、痢疾、白喉、咽喉肿痛、疮痈、淋证、水肿。

用法用量 内服：煎汤，9～15克，鲜品30～60克。外用：捣敷；捣汁滴耳；研末吹喉。

方剂选用

❶ 治血滞经闭：鲜土牛膝100克，马鞭草鲜全草50克，水煎，调酒服。

❷ 治痢疾：土牛膝25克，地桃花根25克，车前草15克，青荔15克，水煎，冲蜜糖服。

注意事项 孕妇勿服，破血堕胎。

胖大海

性味 寒，甘。

别名 大海，安南子，大洞果。

来源 为梧桐科落叶乔木胖大海的干燥成熟种子。

药用功效 清热润肺、利咽解毒，主治干咳无痰、喉痛、音哑、骨蒸内热、吐衄下血、目赤、牙痛、痔疮漏管。

用法用量 内服：煎汤，7.5～15克；泡茶。

方剂选用

❶ 治干咳失音、咽喉燥痛、牙龈肿痛：胖大海5枚，甘草5克，炖茶饮服，老幼者可加入冰糖少许。

❷ 治大便出血：胖大海数枚，开水泡发，去核，加冰糖调服。

注意事项 脾胃虚寒泄泻者慎服。

清热燥湿药

清热燥湿药性味多苦寒，苦能燥湿，寒能清热，用于湿热内蕴或湿邪化热的症候。

黄芩

性味 寒，苦。

❋别名 黄文，虹胜，经芩，印头，内虚。

❋来源 为唇形科黄芩属植物黄芩的干燥根。

❋药用功效 清热燥湿、泻火解毒、止血安胎，用于湿温、暑温、胸闷呕恶、湿热痞满、泻痢、黄疸、肺热咳嗽、高热烦渴等症。

❋用法用量 内服：煎汤，5～15克；入丸、散。外用：煎水洗或研末撒。

❋方剂选用

治少阳头痛及太阳头痛，不拘偏正：黄芩片，酒浸透，晒干研为末，每次服5克，以茶或酒调下。

❋注意事项 脾肺虚热者忌用。恶葱。

黄柏

性味 寒，苦。

❋ 别名 檗木，檗皮，黄檗。

❋ 来源 为芸香科黄檗属植物黄檗的树皮。

【药用功效】清热燥湿、泻火解毒，主治湿热痢疾、泄泻、黄疸、梦遗、淋浊、带下、骨蒸劳热、痿躄、口舌生疮、目赤肿痛、痈疽疮毒、皮肤湿疹。

【用法用量】内服：煎汤，3～9克；入丸、散。外用：研末调敷或煎水浸渍。降实火宜生用，清虚热宜盐水炒用，止血宜炭用。

【方剂选用】
治血痢：黄柏、黄连各200克，以苦酒5升煎至2.5升，温时分服无时。

【注意事项】脾胃虚弱、无火者禁服。

黄连

性味 寒，苦。

✳ 别名 川连，味连，鸡爪连。

✳ 来源 毛茛科植物黄连的根茎。

✳ 成分 黄连含小檗碱、黄连碱，甲基黄连碱、掌叶防己碱、非洲防己碱等生物碱；还含黄柏酮、黄柏内酯及酚性成分等。

🔅 药用功效 清热泻火、燥湿、解毒，主治热病邪入心经之高热、烦躁、谵妄，热盛迫血妄行之吐衄、湿热胸痞、泄泻、痢疾，心火亢盛之心烦失眠、胃热呕吐、消谷善饥。

🔅 用法用量 内服：煎汤，1.5～3克；研末，每次0.3～0.6克；入丸、散。外用：研末调敷；煎水洗；熬膏涂；浸汁用。治热病高热、湿热蕴蒸，热毒炽盛诸症，宜生用；肝火上炎，目赤肿痛，头痛，宜酒拌炒；胃热呕吐，用姜汁拌炒；肝火犯

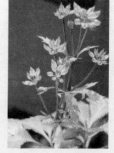

胃，脘痛吞酸，宜吴茱萸煎汤拌炒。

🔲 方剂选用

❶ 治心烦、心乱、怔忡、上热，胸中气乱：朱砂20克，黄连25克，生甘草12克，共研为细末，汤浸蒸饼，做成丸，每次服10丸，食后咽下。

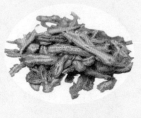

❷ 治少阴病、心中烦、不得卧：黄连20克，黄芩100克，芍药100克，鸡蛋2枚，阿胶150克，以水6升先煮黄连、黄芩、芍药3味，取2升，去滓，放入阿胶煮化，稍冷，加鸡蛋，搅匀。温服，每日3次。

❸ 治伤寒发狂，逾墙上屋：黄连、寒水石各等份，均研为末，每次服10克，浓煎甘草汤，候冷调服。

🔲 注意事项 胃虚呕恶、脾虚泄泻者均应慎服。

龙胆

性味 寒，苦。

❋ 别名 胆草，水龙胆，山龙胆草，四叶草。

❋ 来源 为龙胆科龙胆属植物龙胆的根和根茎。

药用功效 清肝胆实火、泻下焦湿热，主治头胀头痛、目赤肿痛、耳聋耳肿、口苦胁痛、湿热黄疸、小便淋痛、阴肿阴痒、带下、热病惊风抽搐。

用法用量 内服：煎汤，3～6克；入丸、散。外用：煎水洗或研末调擦。

方剂选用

❶ 治伤寒发狂：龙胆研为末，加入鸡子清、白蜜，化凉水服，每次服10克。

❷ 治雀盲夜不见物：龙胆草50克，黄连50克，二味均研为细末，饭后用热羊肝蘸药末服。

注意事项 脾胃虚弱及无湿热实火者忌服。

苦参

性味 寒，苦。

别名 苦骨，川参，凤凰爪，牛参。

来源 豆科槐属植物苦参的干燥根。

药用功效 清热燥湿、祛风杀虫，主治湿热泻痢、肠风便血、黄疸、小便不利、水肿、带下、阴痒、疥癣、麻风、皮肤瘙痒、湿毒疮疡。

用法用量 内服：煎汤，3~10克；入丸、散。外用：煎水熏洗；研末敷；浸酒擦。

方剂选用
治赤白带下：苦参100克，牡蛎75克，研为末，以猪肚1个，水三碗煮烂，捣泥和成如梧桐子大小的丸，每次服100丸，温酒送下。

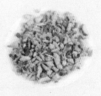

注意事项 脾胃虚寒者禁服。反藜芦。

清热凉血药

本节药物可清血分热，常用于血热妄行之吐血、血热发斑疹及温热病邪入营血等症

玄参

性味 微寒，甘、苦、咸。

✳ 别名 浙玄参，乌元参，黑参，元参。

✳ 来源 玄参科植物玄参的干燥根。

🔸 药用功效 凉血、滋阴降火、解毒，主治温热病热入营血、烦渴、舌绛、发斑、骨蒸劳嗽。

🔸 用法用量 内服：煎汤，9～15 克；入丸、散。外用：捣敷或研末调敷。

🔸 方剂选用

治口舌生疮久不愈：玄参、天冬（去心、焙）、麦冬（去心、焙）各 50 克，研为末，加蜂蜜做成如弹子大小的丸，每次以绵裹 1 丸，含化咽津。

🔸 注意事项 脾虚便溏或有湿者禁服。

牡丹皮

性味 寒，苦。

❋别名 木芍药，丹皮，粉丹皮，洛阳花。

❋来源 为芍药科芍药属植物牡丹的根皮。

药用功效 清热凉血、活血散瘀，主治温热病热入血分，发斑，吐衄，骨蒸潮热，血滞经闭。

用法用量 内服：煎汤 6 ~ 9 克；入丸、散。清营、愈蒸、消痈宜生用；凉血、止血宜炒用；活血散瘀宜酒炒。

方剂选用 治伤寒及温病应发汗而不汗之内蓄血者，及内余瘀血、面黄、大便黑：犀角 50 克，生地黄 400 克，芍药 150 克，牡丹皮 100 克，上四味以水 9 升煮取 3 升，分 3 次服完。喜妄如狂者加大黄 100 克、黄芩 150 克。

注意事项 血虚、孕妇及月经过多的妇女禁服。

赤芍

性味 微寒，苦。

❋别名 木芍药，赤芍药，红芍药，草芍药。

❋来源 为芍药科芍药属植物川赤芍的根。

❦药用功效 清热凉血、活血祛瘀，主治温毒发斑、吐血衄血、肠风下血、目赤肿痛、痈肿疮疡、闭经、痛经、崩带淋浊、瘀滞胁痛、疝瘕积聚、跌扑损伤。

❦用法用量 内服：煎汤，4～10克；入丸、散。

❦方剂选用

❶ 治衄血不止：赤芍药适量，研为末，每次服10克，白开水调。

❷ 治肠风下血：赤芍药50克，瓦上烧存性，研为末，每次用温酒调下10克。

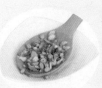

❦注意事项 血虚无瘀之证及痈疽已溃者慎服。

紫草

性味 寒，苦。

❋ 别名 硬紫草，大紫草，红条紫草。

❋ 来源 紫草科植物紫草的干燥根。

药用功效 属清热凉血类药物。凉血、活血，解毒透疹。用于治疗血热毒盛、斑疹紫黑、麻疹不透、疮疡、湿疹、水火烫伤。

用法用量 内服：煎汤，5 ~ 15克；或入散剂。外用：熬膏涂。

方剂选用

治疮疹才初出，便急与服之，令毒减轻可：紫草（去粗梗）100克，陈橘皮（去白，焙干）50克。研为末，每服5克，加水放入葱白段，煎后去渣温服，无时。

注意事项 胃肠虚弱、大便滑泄者慎服。

水牛角

性味 寒，苦、碱。

❈ 别名 沙牛角。

❈ 来源 牛科水牛属动物水牛的角。

药用功效 清热解毒、凉血定惊，主治热病头痛、高热神昏、发斑发疹、吐血、衄血、瘀热发黄，小儿惊风及咽喉肿痛、口舌生疮。

用法用量 内服：煎汤，15 ~ 30 克，大剂量可用至 60 ~ 120 克，先煎 3 小时以上；研末，每次 3 ~ 9 克；水牛角浓缩粉，每次 1.5 ~ 3 克。外用：研末掺或调敷。

方剂选用

治赤秃发落：水牛角、羊角各等份，烧灰，用猪油调涂。

注意事项 中虚胃寒者慎服。大量服用，常有上腹部不适、恶心、腹胀、食欲不振等反应。

清虚热药

本节药物能清虚热、退骨蒸，常用于午后潮热、低热不退等症。药多属寒凉，多服久服能损伤阳气。

白薇

性味 寒，苦咸。

❋别名 山烟根子，白马尾，老君须。

❋来源 为萝摩科植物白薇或蔓生白薇的干燥根及根茎。

药用功效 清热凉血、利尿通淋、解毒疗疮，用于治疗温邪伤营发热、阴虚发热、骨蒸劳热、产后血虚发热、热淋、血淋、痈疽肿毒。

用法用量 内服：煎汤，7.5 ~ 15 克；或入丸、散。

方剂选用

治肺结核潮热：白薇 15 克、葎草果实 15 克、地骨皮 20 克，水煎服。

注意事项 血热相宜，血虚则忌。

地骨皮

性味 寒，甘。

✳ **别名** 杞根，地节，红月坠根，狗奶子根。

✳ **来源** 为茄科枸杞属植物枸杞的根皮。

药用功效 清虚热、泻肺火、凉血，主治阴虚劳热、骨蒸盗汗、小儿疳积发热、肺热喘咳、吐血、衄血、尿血，消渴。

用法用量 内服：煎汤，9～15克，大剂量可用至15～30克。

方剂选用

　　治骨蒸肌热、解一切虚烦躁、生津液：地骨皮（洗净，去心）、防风（去钗股）各50克，甘草（炙）0.5克，上药均研为细末，每次取5克，以水200毫升、生姜3片、竹叶7片煎服。

注意事项 脾胃虚寒者慎服。

银柴胡

性味 凉，甘、苦。

※ 别名 银胡，银夏柴胡，牛肚根，白根子，土参。

※ 来源 为石竹科繁缕属植物银柴胡的根。

药用功效 清虚热、除疳热，主治阴虚发热、骨蒸劳热、阴虚久疟、小儿疳积发热。

用法用量 内服：煎汤，5～10 克；入丸、散。

方剂选用

❶ 治骨蒸劳热：银柴胡 7.5 克，胡黄连、秦艽、鳖甲（醋炙）、地骨皮、青蒿、知母各 5 克，甘草 2.5 克，水适量，煎食远服。

❷ 治温症潮热、身体枯皮、皮肤甲错、消索而不润泽者：银柴胡 10 克，鳖甲 15 克，煎水服。

注意事项 外感风寒，血虚无热者慎服。

胡黄连

性味 寒，苦。

※ 别名 割孤露泽，胡连，假黄连。
※ 来源 为玄参科胡黄连属植物胡黄连的根茎。

药用功效 退虚热、消疳热、清热燥湿、泻火解毒，主治阴虚骨蒸、潮热盗汗、小儿疳疾、湿热泻痢、黄疸、吐血、衄血、目赤肿痛、痈肿疮疡、痔疮肿毒。

用法用量 内服：煎汤，6～12克；研末入丸、散。外用：研末调敷，浸汁点眼。

方剂选用
　　治小儿疳热、肚胀、潮热、发焦：胡黄连25克，灵脂50克，两药均研为末，加入雄猪胆汁和成如绿豆大小的丸，用米汤送服，每次服10～20丸。

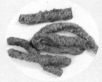

注意事项 脾胃虚弱者慎服。

第四章

泻下类

凡能引起腹泻、滑润大肠、促进排便的药物均称为泻下药。

攻下药

本类药物多具苦寒沉降之性，具有较强的泻下通便作用，并具清热泻火之功效

大黄

性味 寒，苦。

❋ 别名 葵叶大黄，北大黄，天水大黄，将军。

❋ 来源 为蓼科大黄属植物掌叶大黄的根及根茎。

药用功效 泻热通肠、凉血解毒、逐瘀通经，主治实热便秘、积滞腹痛、泻痢不爽、湿热黄疸、血热吐衄、目赤、咽肿、肠痈腹痛、血闭。

用法用量 内服：煎汤（用于泻下者，不宜久煎），5～20克；研末入丸、散。外用：研末用水或醋调敷。

方剂选用

治大便秘结：大黄100克，牵牛头末25克，共研为细末，每次服15克。有厥冷者用酒调服，无厥冷而手足烦热者用蜂蜜水调下，以食后微利为度。

芒硝

性味 寒，咸、苦。

❋ 别名 盆消，芒消，马牙消，英消。

❋ 来源 为硫酸盐类芒硝族矿物芒硝的提纯品。

药用功效 软坚泻下、清热除湿、破血通经、消肿疗疮，主治实热积滞、大便秘结、丹毒等。

用法用量 内服：溶入药剂或开水溶化服，7.5～15克；入丸、散。外用：研细点患处或水化涂洗。

方剂选用

❶ 治便秘：用3%～5%芒硝水溶液，于清晨空腹服。

❷ 治食物过饱不消、遂成痞膈：芒硝50克（磨碎），吴茱萸0.5升（陈者），煎取吴茱萸汁，投硝，趁热服，良久未转，再进1服。

注意事项 脾胃虚寒者、孕妇及哺乳期妇女忌服。

番泻叶

性味 寒，甘、苦。

❈ **别名** 旃那叶，泻叶，泡竹叶。

❈ **来源** 豆科决明狭叶番泻或尖叶番泻的小叶。

药用功效 泻热导滞，治热结便秘、积滞腹胀。

用法用量 内服：煎汤，5～10克；研末，2.5～5克；或泡水服。

方剂选用

❶ 治胃弱消化不良、便秘腹膨胀、胸闷：番泻叶5克、生大黄3克、橘皮5克、黄连2.5克、丁香3克，沸开水浸泡2小时，去渣滤过，一日3次。

❷ 治疗产褥期便秘：取番泻叶10克，冲开水约150毫升，经2～5分钟，弃渣1次服下。如便秘时间过久，隔10分钟后将药渣再泡服1次。

注意事项 体虚及孕妇忌服。

芦荟

性味 寒，苦。

✳ 别名 卢会，讷会，象胆，奴会，劳伟。

✳ 来源 为百合科芦荟属植物库拉索芦荟的液汁经浓缩的干燥品。

🔖 药用功效 清肝、泻下、杀虫，主治热结便秘、妇女经闭、小儿惊痫、疳热虫积、癣疮、痔瘘。

🔖 用法用量 内服：研末入丸、散或入胶囊，0.6～1.5克。

🔖 方剂选用

❶ 治大便不通：芦荟35克（研细），朱砂25克（研如飞面），滴入酒和成丸，每次服15克，和酒吞。

❷ 治小儿急惊风：芦荟、胆星、天竺黄、雄黄各5克，共研为末，用甘草汤和成如弹子大小的丸，每遇此证，用灯芯汤化服1丸。

🔖 注意事项 脾胃虚弱、食少便溏及孕妇禁用。

润下药

本类药物多为植物种子或种仁，富含油脂，味甘质润，具有润燥滑肠作用，使大便易于排出。

郁李仁

性味 平，辛、苦、甘。

❋ **别名** 郁子，郁里仁，小李仁，李仁肉。

❋ **来源** 为蔷薇科郁李属植物欧李的种仁。

药用功效 润燥、滑肠、下气、利水，主治小便不利、大腹水肿、四肢浮肿、脚气。

用法用量 内服：煎汤，5～15克；研末入丸、散。

方剂选用

治产后肠胃燥热、大便秘结：郁李仁（研如膏）、朴硝（研）各50克，当归（切、焙）、生干地黄（焙）各100克，上4味各粗捣，过筛，和匀，每次取15克，加适量水煎，去渣温服。

注意事项 阴虚液亏及孕妇慎服。

火麻仁

性味 平，甘。

别名 蓖，麻子，麻子仁，大麻子，大麻仁。

来源 为桑科大麻属植物大麻的种仁。

药用功效 润燥、滑肠、通淋、活血，主治肠燥便秘、消渴、热淋、风痹、痢疾。

用法用量 内服：煎汤，15～30克；研末入丸、散。外用：捣敷或榨油涂。

方剂选用 治虚劳、下焦虚热、骨节烦疼、肌肉急、小便不利、大便数少、呼吸口燥少气：火麻仁500克，研成末，加水2升，煮至剩半，分3次服下。

注意事项 畏牡蛎、白薇、茯苓。多食损血脉、滑精气，妇人多食发带疾。便溏、阳痿、遗精、带下、肠滑者尤忌。

松子仁

性味 温，甘。

※ 别名 松子，海松子，新罗松子。

※ 来源 为松科松属植物红松的种子。

药用功效 润肺止咳、润燥滑肠，主治风痹、头眩、燥咳、吐血、便秘。

用法用量 内服：煎汤，7.5～15克；研末入膏、丸。

方剂选用

治风痹寒气、虚羸少气、五脏劳伤、咳嗽吐痰、骨蒸盗汗、心神恍惚、饮食不甘、遗精滑泄：松子仁400克，麦门冬500克（不去心），金樱子、枸杞子各400克，熬膏，加少量炼蜜，早晚用白汤调服十余茶匙。

注意事项 便溏、精滑、痰饮体质者慎服，有湿痰者禁服。

峻下逐水药

本类药物有强烈的泻下作用，使体内潴留的水液从肠道排出，部分药物还兼有利尿作用。

甘遂

性味 寒，苦。有毒。

别名 猫儿眼，肿手花，头痛花。

来源 大戟科植物甘遂的块根。

药用功效 泄水逐饮、破积通便，主治水肿胀满、留饮、结胸、痢疾、噎膈、二便不通。

用法用量 内服：煎汤，2.5～5克；研末入丸、散。外用：研末调敷。内服宜醋制以降低毒性。

方剂选用

治水肿腹满：牵牛子50克（生用）、甘遂5克（微炒），上2味粗捣筛，作2剂用。每剂加适量水煎，放温喝，不计时候。

注意事项 气虚、阴伤、脾胃衰弱者忌服。

京大戟

性味 寒，苦、辛。有毒。

❋ **别名** 龙虎草，将军草，九头狮子。

❋ **来源** 为大戟科多年生草本植物大戟的根。

药用功效 泻下逐饮、消肿散结，主治水肿胀满、胸腹积水、痰饮积聚、气逆咳喘、二便不利。

用法用量 内服：煎汤，1.5～3克；研末入丸、散，每次1克。外用：适量，生用。内服宜醋制，以减低毒性。

方剂选用

治水肿：枣700克，放入锅内，加水至高出枣面4厘米，用带根苗的大戟覆盖住枣，盖上锅盖，煮熟，去大戟不用，无时吃。

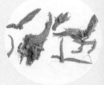

注意事项 体弱及孕妇忌用。反甘草。

牵牛子

性味 寒，苦、辛。有毒。

❈ 别名 草金铃，金铃，黑丑，白丑。

❈ 来源 为旋花科牵牛属植物圆叶牵牛的种子。

药用功效 泄水通便、消痰涤饮、杀虫攻积，用于治疗水肿胀满、二便不通、痰饮积聚、气逆喘咳、虫积腹痛、蛔虫、绦虫病。

用法用量 内服：煎汤，3～10克；研末入丸、散，每次0.3～1克，每日2～3次。炒用药性较缓。

方剂选用 治停饮肿满：黑牵牛头末200克，茴香50克（炒），或加木香适量，共研为细末，以生姜汁调服，每次10克，晚睡前服，每日1次。

注意事项 孕妇禁服，体质虚弱者慎服。不宜多服、久服。

巴豆

性味 热，辛。有大毒。

❋ 别名 江子，巴果，红子仁，毒鱼子，巴仁。

❋ 来源 为大戟科植物巴豆的果实。

药用功效 泻寒积、通关窍、逐痰、行水、杀虫，主治冷积凝滞、胸腹胀满急痛、血瘕、痰癖、泻痢、水肿、喉风、喉痹、恶疮疥癣。

用法用量 内服：入丸、散，每次 0.25 ~ 0.5克。内服宜用巴豆霜，以降低毒性。外用：以绵裹塞耳鼻，捣膏涂或以绢包擦患处。

方剂选用
治寒实结胸而无热症者：桔梗1.5克，巴豆 0.5克（去心皮，熬黑，研如脂），贝母 1.5克，3味共研为末，以白开水调服，身体虚弱者要适当减量。

注意事项 无寒实积滞、孕妇及体弱者忌服。该药不可与牵牛子同用，以防止其毒性增强。

第五章

祛风湿类

凡以祛除风湿、解除痹痛为主要作用的药物，称祛风湿药。

祛风湿散寒药

本类药物多性温、味辛、苦，入肝、脾肾经。具有散寒止痛、舒筋通络等作用。

独活

性味 微温，苦、辛。

❋ **别名** 胡王使者，独摇草，独滑，巴东独活。

❋ **来源** 伞形科当归属植物重齿当归的根。

药用功效 祛风、胜湿、散寒、止痛，主治风寒湿痹、腰膝酸痛、手脚挛痛、头痛齿痛。

用法用量 内服：煎汤，5～15克；浸酒或入丸、散。外用：煎水洗。

方剂选用

治风毒脚弱痹满上气：独活250克，附子250克（生用，切），以酒10升浸渍3宿，每次服0.1升，以微痹为度。

注意事项 阴虚血燥者慎服。

川乌头

性味 热，辛、苦。有大毒。

✳ 别名 乌头，乌喙，奚毒，即子，鸡毒。

✳ 来源 为毛茛科乌头属植物乌头（栽培品）的母根。

药用功效 祛风除湿、温经、散寒止痛，主治风寒湿痹、半身不遂、头风头痛、心腹冷痛、寒疝作痛、跌打瘀痛、阴疽肿毒，并可用于麻醉止痛。

用法用量 内服：煎汤，3～9克；研末，1～2克；入丸、散。内服须炮制后用，入汤剂应先煎1～2小时，以降低其毒性。外用：研末撒或调敷。

方剂选用 治偏正头痛：川乌、天南星各等份，研为末，葱白连须捣烂调末，贴于痛处。

注意事项 阴虚阳盛、热证疼痛者及孕妇禁服。反半夏、栝楼、天花粉、川贝母、浙贝母、白蔹、白及，酒浸、酒煎服易致中毒，应慎服。

松节

性味 温，苦。

✳ 别名 黄松木节，油松节，松郎头。

✳ 来源 为松科松属植物马尾松枝干的结节。

🌸 药用功效 祛风、燥湿、舒筋、通络、止痛。治历节风痛，转筋挛急，脚气痿软，鹤膝风，跌损瘀血。

🌸 用法用量 内服：煎汤，15～25克；浸酒、醋等。外用：适量，浸酒涂擦；炒后研末调敷。

🌸 方剂选用

治大骨节病：松节7.5千克，蘑菇0.75千克，红花0.5千克，加水50千克，煮沸至25千克，滤过加白酒5千克。每次服20毫升，每日两次。

🌸 注意事项 阴虚血燥者慎服。

丁公藤

性味 温，辛。有小毒。

※ 别名 麻辣子，包公藤。

※ 来源 为旋花科丁公藤属植物丁公藤的藤茎。

药用功效 祛风胜湿、舒筋活络、消肿、止痛，用于治疗风湿性关节炎、类风湿性关节炎、坐骨神经痛、半身不遂、跌打肿痛。

用法用量 内服：煎汤，3 ~ 6克，水酒各半煎服。可配制药酒内服或外擦。

方剂选用

治疗风湿骨痛及神经痛：丁公藤制成注射液，每支2毫升，含原生药6克。每次2 ~ 4毫升，每天1 ~ 2次，肌肉注射。

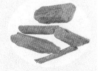

注意事项 本品有强烈的发汗作用，虚弱者慎用，孕妇忌服。

两面针

性味 平, 苦、辛。有小毒。

※别名 上山虎, 下山虎, 金椒, 两边针。

※来源 为芸香科花椒属植物两面针的根或枝叶。

药用功效 行气止痛、活血化瘀、祛风活络, 主治风湿骨痛、喉痹、瘰疬、胃痛、牙痛、跌打损伤及汤、火烫伤。

用法用量 煎服, 5 ~ 10 克; 研末或泡酒饮。外用: 煎水洗; 捣敷、酒磨涂或研末撒。

方剂选用

① 治风湿骨痛: 两面针根皮 15 克, 鸡蛋 1 只, 水煎服。

② 治牙痛: 两面针干根 25 克, 水煎服; 将根研成粉, 每次取 2.5 克, 水冲服。

注意事项 本品有小毒, 不能服用过量, 忌与酸味食物同服。孕妇禁服。

寻骨风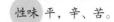

性味 平，辛、苦。

❋别名 清骨风，猫耳朵，穿地节，地丁香。

❋来源 马兜铃科马兜铃属植物绵毛马兜铃的地上部分。

药用功效 祛风除湿、通络止痛，主治风湿关节痛、腹痛、疟疾、痈肿。

用法用量 内服：煎汤，15 ~ 25 克；泡酒饮。

方剂选用

① 治风湿关节痛：寻骨风全草 25 克，五加根 50 克，地榆 25 克，酒、水各半，煎浓汁服。

② 治痈肿：寻骨风 50 克，车前草 50 克，苍耳草 10 克，水煎服，1 日 1 剂，分两次服。

注意事项 阴虚内热者及孕妇禁服。用量较大时个别患者有恶心、呕吐、头晕、头痛等不良反应。

祛风湿清热药

本类药物多性寒，味辛、苦。入肝、肾、脾经。具有祛风胜湿、通络止痛等作用。

防己

性味 寒，苦、辛。

❋ **别名** 瓜防己，汉防己。

❋ **来源** 为防己科千金藤属植物粉防己的块根。

药用功效 行水、泻下焦湿热，治水肿鼓胀、湿热脚气、手足挛痛、癣疥疮肿。

用法用量 内服：煎汤，7.5 ~ 15 克；入丸、散。

方剂选用

治皮水为病，四肢肿，水气在皮肤中，四肢聂聂动者：防己 150 克，黄芪 150 克，桂枝 150 克，茯苓 300 克，甘草 100 克，上五味以水 6 升煮取 2 升，分 3 次温服。

注意事项 食欲不振及阴虚无湿热者禁服。

臭梧桐

性味 平，苦、微辛。

❋ 别名 臭桐，地梧桐，矮桐子，楸茶叶。

❋ 来源 为马鞭草科大青属植物海州常山的嫩枝及叶。

药用功效 祛风除湿、平肝降压、解毒杀虫，主治风湿痹痛、半身不遂、高血压病、偏头痛、疟疾、痢疾、痈疽疮毒、湿疹疥癣。

用法用量 内服：煎汤，干品 10 ~ 15 克，鲜品 30 ~ 60 克；泡酒饮；研末入丸、散。外用：煎水洗、捣敷，研末掺或调敷。

方剂选用 治风湿痛、骨节酸痛及高血压病：臭梧桐 9 ~ 30 克，煎服；研粉，每次服 3 克，每日 3 次。也可与豨莶草配合应用。

注意事项 臭梧桐经高热煎煮后，降压作用减弱。

雷公藤

性味 凉，苦、辛。有大毒。

✳ **别名** 黄藤根，黄药，水莽草，断肠草，菜虫药，三棱花，黄藤木，红药，红紫根，黄腊藤。

✳ **来源** 为卫矛科雷公藤属植物雷公藤干燥根的木质部。

✳ **成分** 本品的根含雷公藤定碱、雷公藤杨碱、雷公藤晋碱、雷公藤春碱和雷公藤增碱等生物碱。此外，雷公藤还含南蛇藤醇、卫矛醇、雷公藤甲素及葡萄糖、鞣质等。

药用功效 祛风除湿、杀虫、解毒，主治类风湿性关节炎、风湿性关节炎、肾小球肾炎、肾病综合征、红斑狼疮、口眼干燥综合征、白塞病、湿疹、银屑病、麻风病、疥疮、顽癣。

用法用量 内服：煎汤，去皮根木质部分 15 ～ 25 克，带皮根 10 ～ 12 克，均需文火煎 1 ～ 2 小时。也可制成糖浆、浸膏片等。若研粉装胶囊服，每次

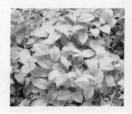

0.5 ~ 1.5 克，每日 3 次。外用：研粉或捣烂敷；或制成酊剂、软膏涂擦。

方剂选用

❶ 治风湿性关节炎：雷公藤（根、叶）捣烂外敷，半小时后即去，否则会起泡。

❷ 治头癣：取雷公藤鲜根剥皮，将根皮晒干后磨成细粉，调适量凡士林或醋，涂患处（预先将患处洗净，去掉痂皮），每日 1 ~ 2 次。

❸ 治烧伤：雷公藤、乌韭各 60 克，虎杖 30 克，水煎，药液敷伤面。

❹ 治手指瘰疽：雷公藤切碎，研末浸酒，置瓶中，将患指伸入浸之。

注意事项 心、肝、肾器质性病变者，白细胞减少者慎服；孕妇禁服。

丝瓜络

性味 凉，甘。

别名 丝瓜网，丝瓜壳，瓜络，丝瓜瓤。

来源 为葫芦科丝瓜属植物丝瓜成熟果实的维管束。

药用功效 通经活络、解毒消肿，主治胸胁疼痛、热痹、筋脉拘挛、乳汁不通、肺热咳嗽、水肿腹水、痈肿疮毒、乳痈、湿疹。

用法用量 内服：煎汤，5～15克；烧存性研末，每次1.5～3克。外用：煅存性研末调敷。

方剂选用

❶ 治水肿、腹水：丝瓜络60克，水煎服。

❷ 治慢性腰痛：丝瓜络切碎，焙成焦黄，研末，每日1个，分两次服，加黄酒少许冲服。

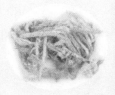

注意事项 孕妇慎用。

桑枝

性味 平, 苦。

❋ 别名 桑条, 嫩桑枝。

❋ 来源 桑科桑属植物桑的干燥嫩枝。

药用功效 祛风湿、通经络、行水气, 主治风湿痹痛、中风半身不遂、水肿脚气、肌体风痒。

用法用量 内服: 煎汤, 50 ~ 100 克; 熬膏用。外用: 煎水熏洗。

方剂选用

① 治水气脚气: 桑枝 100克, 炒香, 以水 1 升煎剩 0.2升, 每日空腹服之。

② 治高血压: 桑枝、桑叶、茺蔚子各 25 克, 加水 1 升, 煎成 600 毫升, 睡前洗脚 30 ~ 40 分钟, 洗完睡觉。

注意事项 孕妇慎用。

老鹳草

性味 平，苦、微辛。

✱ **别名** 老贯草，天罡草，五叶联，老鸹筋，五齿耙。

✱ **来源** 为牻牛儿苗科老鹳草属植物老鹳草的干燥地上部分。

药用功效 祛风、活血、清热解毒，主治风湿疼痛、拘挛麻木、痈疽、跌打、肠炎、痢疾。

用法用量 内服：煎汤，9~15克；泡酒饮、熬膏。外用：捣烂加酒炒热敷，制成软膏涂敷，煎汤漱口、涂擦。

方剂选用

治风湿痹痛：老鹳草 250克，桂枝、当归、赤芍、红花各 18克，酒 1升，浸 1星期，过滤，每次饮 1小盅，每日饮用两次。

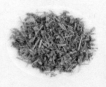

注意事项 孕妇慎用。

祛风湿强筋骨药

本节药物具有祛风湿、补肝肾、强筋骨等作用。

五加皮

性味 温，辛、苦、微甘。

别名 南五加皮，五花，小五爪风，五谷皮。

来源 五加科五加属植物细柱五加的根皮。

药用功效 祛风湿、补肝肾、强筋骨、活血脉，主治风寒湿痹、腰膝疼痛、筋骨痿软、小儿行迟。

用法用量 内服：煎汤，干品 6～9 克，鲜品加倍；泡酒饮或入丸、散。外用：煎水熏洗或为末敷。

方剂选用

治腰痛：五加皮、杜仲（炒）各等份，研为末，以酒调成糊，做成如梧桐子大小的丸，每次服 30 丸，温酒调下。

注意事项 阴虚火旺者慎服。

桑寄生

性味 平，苦、甘。

❋ 别名 广寄生，寄生，老式寄生。

❋ 来源 桑寄生科植物桑寄生属的带叶茎枝。

药用功效 补肝肾、强筋骨、祛风湿、安胎，用于治疗风湿痹痛、腰膝酸软、筋骨无力。

用法用量 内服：煎汤，10～15克；研末入丸、散；泡酒饮；捣汁服。外用：捣烂外敷。

方剂选用

治腰背痛、肾气虚弱、卧冷湿地当风所得：独活150克，桑寄生、杜仲、牛膝、细辛、秦艽、茯苓、桂心、防风、川芎、人参、甘草、当归、芍药、干地黄各100克，上15味药均细锉，以10升水煮取3升，分3次服用，服用时注意保暖，勿着凉。

注意事项 孕妇慎用。

狗脊

性味 温，苦、甘。

＊别名 狗青，强脊，扶盖，扶筋，苟脊。

＊来源 为蚌壳蕨科金毛狗蕨属植物金毛狗的根茎。

药用功效 补肝肾、除风湿、健腰脚、利关节，主治腰背酸疼、膝痛脚弱、寒湿周痹、失溺、尿频、遗精、白带。

用法用量 内服：煎汤，10 ~ 15 克；泡酒饮。外用：鲜品捣烂敷。

方剂选用

固精强骨：金毛狗脊、远志肉、白茯神、当归身各等份，上药均研为末，加蜂蜜做成如梧桐子大小的丸，每次以酒服 50 丸。

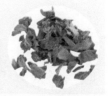

注意事项 肾虚有热、小便不利或短涩黄赤、口苦舌干者均禁服。

千年健

性味 温，苦、辛。

❋ 别名 一包针，千年见，千颗针，丝棱线。

❋ 来源 为天南星科千年健属植物千年健的干燥根茎。

药用功效 祛风湿、舒筋活络、止痛消肿，主治风湿痹痛、肢节酸痛、筋骨痿软、跌打损伤、胃痛、痈疽疮肿。

用法用量 内服：煎汤，7.5～15克；泡酒饮。外用：研末调敷。

方剂选用

治风寒筋骨疼痛、拘挛麻木：千年健、地风各30克，老鹳草90克，共研成细粉，每次服3克。

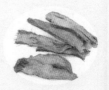

注意事项 阴虚内热者慎用。

五爪金龙

性味 温，辛。

❋ 别名 五爪藤，灯笼草，小红藤，乌蔹莓。

❋ 来源 为葡萄科崖爬藤属植物狭叶岩爬藤的根或全株。

药用功效 祛风除湿、接骨续筋、散瘀消肿，主治风湿痹痛、跌打损伤、骨折筋伤、水火烫伤、无名肿毒、皮肤湿烂。

用法用量 内服：煎汤，5～10克；泡酒饮。外用：捣烂敷或研末调敷。

方剂选用

治风湿性关节炎、跌打损伤：五爪金龙根或全株150克，泡酒500克，泡7天后即可内服，每次服10毫升，每日2～3次。

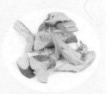

注意事项 孕妇禁服。

牛大力

性味 平，甘、苦。

❋ 别名 扮山虎，山莲藕，血藤，倒吊金钟。
❋ 来源 为豆科崖豆藤属植物美丽崖豆藤的根。

【药用功效】补肺滋肾、舒筋活络，主治肺虚咳嗽、咳血、肾虚腰膝酸痛、遗精、白带、风湿痹痛、跌打损伤。

【用法用量】内服：煎汤，9～30克；泡酒饮。

【方剂选用】

治风湿性关节炎、腰肌劳损：牛大力、南五加皮各 1000克，宽筋藤、海风藤各 750克，牛膝 90克，山胡椒根 250克，榕树须 500克，加水 6升，煎至 1升，每次服 50毫升，每日服两次。

【注意事项】孕妇慎用。

第六章

化湿类

凡气味芳香，性偏温燥，具有化湿运脾作用的药物称为化湿药。

藿香

性味 微温，辛。

❋别名 土藿香，排香草，大叶薄荷。

❋来源 为唇形科藿香属植物的地上部分。

🏵药用功效 祛暑解表、化湿和胃，主治夏令感冒、寒热头痛、胸脘痞闷、呕吐泄泻、妊娠呕吐、鼻炎、手足癣。

🏵用法用量 内服：煎汤，6～10克；入丸、散。外用：煎水洗；研末擦。

🏵方剂选用

❶ 预防伤暑：藿香、佩兰各等份，煎水饮用。

❷ 治急性肠炎：藿香9～30克，水煎（不可久煎）；另用大蒜头4～6瓣，捣烂，和红糖15克拌匀，冲服，每日1～3次。

🏵注意事项 不宜久煎。阴虚火旺者禁服。

佩兰

性味 平，辛。

※ 别名 大泽兰，小泽兰，鸡骨香，香草。

※ 来源 为菊科泽兰属植物佩兰的地上部分。

药用功效 解暑化湿、醒脾和中，主治暑湿或湿温初起、发热头重、胸闷腹胀、脘痞不饥、恶心呕吐、口中甜腻、消渴。

用法用量 内服：煎汤，干品6～10克，鲜品15～30克。

方剂选用

❶ 治中暑头痛：佩兰、青蒿、菊花各9克，绿豆衣12克，水煎服。

❷ 治唇疮：用佩兰叶取汁洗之，每日3次。

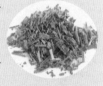

注意事项 阴虚血燥、气虚者慎服。

苍术

性味 温，辛、苦。

❋ **别名** 山精，赤术，马蓟，青术，仙术。

❋ **来源** 为菊科苍术属植物茅苍术、北苍术、关苍术的根茎。

药用功效 燥湿健脾、祛风湿、明目，主治湿困脾胃、倦怠嗜卧、胸痞腹胀、食欲不振。

用法用量 内服：煎汤，3～9克；入丸、散。

方剂选用

治太阴脾经受湿、水泄注下、体微重微满、困弱无力、不欲饮食、暴泄无数、水谷不化、如痛甚者：苍术 100 克，芍药 50 克、黄芩 25 克，以上药材均锉细末，每次取 50 克，加淡味桂 2.5 克、适量水，同煎，温服。

注意事项 阴虚内热、气虚多汗者禁服。

厚朴

性味 温，苦、辛。

❋ **别名** 厚皮，重皮，赤朴，烈朴，川朴。

❋ **来源** 为木兰科木兰属植物厚朴的树皮、根皮和枝皮。

药用功效 行气导滞、燥湿、降逆平喘，主治食积气滞、腹胀便秘、湿阻中焦、脘痞吐泻、痰壅气逆、胸满喘咳。

用法用量 内服：煎汤，3～10克；入丸、散。燥湿、泄满宜生用，止呕宜姜汁炒用。

方剂选用

治腹满而大便秘结：厚朴400克，大黄200克，枳实5枚，取水12升，先煮厚朴、枳实二味，取5升，再加入大黄煮取3升，温服1升，以利为度。

注意事项 气虚、津伤血枯者及孕妇慎服。

砂仁

性味 温，辛。

* **别名** 缩砂仁，缩沙蜜，缩砂蔤。
* **来源** 姜科阳春砂或海南砂的成熟果实或种子。

药用功效 化湿、行气、温脾、安胎，主治湿阻气滞、不思饮食、恶心呕吐、腹痛泄泻。

用法用量 内服：煎汤（不宜久煎），2.5 ~ 10克；或入丸、散。

方剂选用

破滞气、消宿食、开胃进食：木香、砂仁各25克，枳实50克（麸炒），白术100克（淘米水浸、炒），上药均研为末，用荷叶裹好，烧饭为丸，桐子大。每次服50丸，白开水调下。

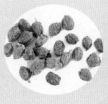

注意事项 阴虚有热者忌服。

白豆蔻

性味 温，辛。

❋ **别名** 圆豆蔻，原豆蔻，豆蔻，扣米。

❋ **来源** 为姜科植物白豆蔻的成熟果实。

药用功效 化湿行气、温中止呕，主治湿滞中焦及脾胃气滞的脘腹胀满、不思饮食、呕吐。

用法用量 内服：煎汤（不宜久煎），3～6克；入丸、散。

方剂选用

❶ 治胃寒作吐及作痛者：白豆蔻仁15克，研为末，以酒送下。

❷ 治胃气冷、吃饭即欲吐：白豆蔻仁3枚，捣，筛，研细，以好酒150～300毫升微温调之，饮用。

注意事项 入汤剂宜在最后放入。阴虚血燥而无寒湿者、火升作呕者忌服。

草豆蔻

性味 温，辛。

❀别名 豆蔻，漏蔻，草果，豆蔻子，草蔻，大草蔻，偶子，草蔻仁，飞雷子，弯子。

❀来源 为姜科山姜属植物草豆蔻的成熟种子。

🈺药用功效 温中燥湿、行气健脾，主治寒湿阻滞脾胃之脘腹冷痛、痞满作胀、呕吐、泄泻、食谷不化、痰饮、脚气、瘴疟、口臭。

🈺用法用量 内服：煎汤，3～6克；入丸、散。

🈺方剂选用

❶ 治脾胃虚弱、不思饮食、呕吐满闷、心腹痛：草豆蔻肉400克，生姜1片（连皮切作片），甘草200克（锉碎）。将上3味药和匀放入银器内，用水过药三指许，慢火熬令水尽，取出，焙干，杵为末。每次服5克，用白开水点服。夏月煎之，

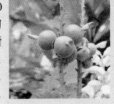

作冷饮服亦妙。

❷ 治呕逆不下食，腹中气逆：草豆蔻7枚（碎），生姜250克，人参50克，甘草50克（炙），上4味药均切碎，以水4升煮取1升，去渣，温时分两次服完。

❸ 治冷痰呕逆、胸膈不利：草豆蔻（去皮）、半夏各25克（汤洗去滑，切，焙），陈橘皮1.5克（汤浸去白，焙），上3味药粗捣筛，每次取15克，加水150～300毫升，放入5片生姜，煎至3.5克，去渣温服，不拘时候。

❹ 治胃口冷、吃食无味及脾泄泻不止，兼治酒后数圊如痢、心胸不快、不思饮食：草豆蔻25克（每个面裹煨，候面焦黄，去面用），甘草50克（炙），肉桂50克（去皮），陈皮50克、姜50克（去白），上5味同研为细末，每次取7.5克，放入陈米末5克，加水150～300毫升、枣2颗同煎，温服，其滓再煎服之。

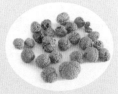

🔶注意事项）阴虚血少、津液不足者禁服，无寒湿者慎服。

草果

性味 温，辛。

❋别名 草果仁，草果子，老蔻。

❋来源 为姜科砂仁属植物草果的成熟果实。

☐药用功效 燥湿温中、祛痰截疟，主治脘腹冷痛、恶心呕吐、胸膈痞满、泄泻、下痢、疟疾。

☐用法用量 内服：煎汤，3～6克；入丸、散。

☐方剂选用

❶ 治赤白带下：连皮草果1枚、乳香一小块，以面粉裹好，煨至焦黄，研细，每次用米汤调下10克，日服两次。

❷ 治心脾痛：草果、延胡索、五灵脂、没药，4味药各等份，研为末，每次服用15克，不拘时候，温酒调服。

☐注意事项 阴虚血少者禁服。

第七章

利水渗湿类

凡能通利水道、渗泄水湿，以治疗水湿内停病证为主要作用的药物，称为利水渗湿药。是中药中的利尿药，但也不完全等于利尿药。

利水消肿药

本节药物能利水渗湿，服药后能使小便通畅，尿量增多，具有利水消肿作用。

茯苓

性味 平，甘、淡。

※ 别名 茯菟，松腴，不死面，松薯，松苓。

※ 来源 为多孔菌科卧孔属真菌茯苓的菌核。

药用功效 利水渗湿、健脾和胃、宁心安神，主治小便不利、水肿胀满、痰饮咳逆、呕吐。

用法用量 内服：煎汤，10～15克；入丸、散。宁心安神用朱砂拌。

方剂选用 治皮水，四肢肿，四肢聂聂动：防己、黄芪、桂枝各150克，茯苓300克，甘草100克。上5味药以水6升煎取2升，分3次服。

注意事项 阴虚而无湿热、虚寒滑精、气虚下陷者慎服。

泽泻

性味 寒，甘、淡。

❀ 别名 水泻，芒芋，鹄泻，泽芝，及泻。

❀ 来源 为泽泻科泽泻属植物泽泻的块茎。

药用功效 利水渗湿、泄热通淋，主治小便不利、热淋涩痛、水肿胀满、泄泻、痰饮眩晕、遗精。

用法用量 内服：煎汤，6～12克；入丸、散。

方剂选用

❶ 治鼓胀水肿：白术、泽泻各25克，均研为细末，每次煎服15克，以茯苓汤调下。做成丸亦可，每次服30丸。

❷ 治心下支饮，其人苦冒眩：泽泻250克，白术100克，以水2升煮取1升，温服。

注意事项 肾虚精滑无湿热者禁服。

薏苡仁

性味 微寒，甘、淡。

❊ **别名** 起实，感米，薏米，薏仁。

❊ **来源** 为禾本科薏苡属植物薏苡的成熟种仁。

药用功效 利湿健脾、舒筋除痹、清热排脓，主治水肿、脚气、小便淋漓、湿温病、泄泻、带下、风湿痹痛、筋脉拘挛、肺痈、肠痈、扁平疣。

用法用量 内服：煎汤，10 ~ 30 克；入丸、散，浸酒，煮粥，做羹。健脾益胃，宜炒用；利水渗湿，清热排脓，舒筋除痹，均宜生用。本品力缓，宜多服久服。

方剂选用
治水肿喘急：郁李仁 100 克，研成末，以水滤汁，以汁煮薏苡仁饭，每日食用两次。

注意事项 脾虚无湿、大便燥结者及孕妇慎服。

赤小豆

性味 微寒，甘、酸。

❋别名 小豆，赤豆，红豆，红小豆。

❋来源 为豆科豇豆属植物赤小豆的种子。

❋药用功效 利水、消肿、退黄、清热、解毒、消痈，主治水肿、脚气、黄疸、淋病、便血、肿毒疮疡、癣疹。

❋用法用量 内服：煎汤，10~30克；入散剂。外用：生研调敷；煎水洗。

❋方剂选用

❶ 治卒大腹水病：白茅根一大把、赤小豆300克，煮取干，去茅根食豆。大随小便下。

❷ 治小儿重舌：赤小豆研末，和醋涂舌上。

❋注意事项 阴虚津伤者慎用，过剂可渗利伤津。

冬瓜皮

性味 微寒，甘。

✽别名 白瓜皮，白东瓜皮。
✽来源 为葫芦科冬瓜属植物冬瓜的外层果皮。

药用功效 清热利水、消肿，主治水肿、小便不利、泄泻、疮肿。

用法用量 内服：煎汤，15～30克。外用：煎水洗。

方剂选用

❶ 治水肿：冬瓜皮30克，五加皮9克，姜皮12克，水煎服。

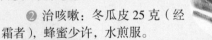

❷ 治咳嗽：冬瓜皮25克（经霜者），蜂蜜少许，水煎服。

❸ 治消渴不止、小便多：冬瓜皮、麦冬各30～60克，黄连10克，水煎服，每日2～3次分服。

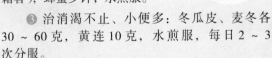

注意事项 因营养不良而致之虚肿者慎用。

玉米须

性味 平，甘、淡。

✹ 别名 玉麦须，玉蜀黍蕊，包谷须，棒子毛。

✹ 来源 为禾本科玉蜀黍属植物玉蜀黍的花柱及柱头。

药用功效 利尿消肿、清肝利胆，主治水肿、淋证、白浊、消渴、黄疸、胆囊炎、胆石症、高血压病、乳痈、乳汁不通。

用法用量 内服：煎汤，15 ～ 30 克，大剂量可用至 60 ～ 90 克；烧存性研末。外用：烧烟吸入。

方剂选用

❶ 治血吸虫病、肝硬化腹水：玉米须 30 ～ 60 克，冬瓜子15 克，赤豆 30 克，水煎服，每日 1 剂，15 剂为 1 个疗程。

❷ 治尿路感染：玉米须 15 克，金钱草 45 克，草薢 30 克，水煎服。

注意事项 孕妇慎用。

蝼蛄

性味 寒，咸。有小毒。

※ 别名 蝼蝈，蝼，天蝼，蟪蛄，蝼窒。

※ 来源 为蝼蛄科昆虫蝼蛄的成虫全体。

药用功效 利水通淋、消肿解毒，主治小便不利、水肿、石淋、瘰疬、恶疮。

用法用量 内服：煎汤，3～4.5克；研末入散剂，1～2克。外用：研末调敷。

方剂选用

① 治肝硬化腹水：蝼蛄（去头、足、翼）、蟋蟀各2对，黄芪9克，地鳖虫4.5克。上药均研为细末，分4次服，每日两次，可以连续服用。

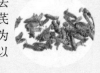

② 治小便不通，诸药无效：蝼蛄1只（活的），生研，加入少许麝香，以新汲水调下，立通。

注意事项 体虚者慎服，孕妇禁服。

利尿通淋药

本节药物尤善清利下焦湿热、长于利尿通淋，多用于治疗小便短赤、热淋、血淋、小便混浊等。

滑石

性味 寒，甘、淡。

* **别名** 液石，共石，脱石，番石，夕冷。
* **来源** 为硅酸盐类滑石族矿物滑石。

药用功效 利尿通淋、清热解暑，主治膀胱湿热、小便不利、尿淋涩痛、水肿、暑热烦渴。

用法用量 内服：煎汤（布包），9～24克；入丸、散。外用：研末撒或调敷。

方剂选用

治热淋，小便赤涩热痛：滑石200克，捣罗为散，每次服10克，煎木通汤调下，不拘时候。

注意事项 脾虚气弱、肾虚精滑、热病津伤者忌服。孕妇慎服。

关木通

性味 寒，苦。

❋ **别名** 马木通，苦木通，木通，东北木通。

❋ **来源** 为马兜铃科马兜铃属植物木通马兜铃的藤茎。

药用功效 有清热、利水、通淋、通经下乳的功效，主治肾炎水肿、尿道炎、膀胱炎、小便不利、口舌生疮、心烦不眠、妇女经闭、乳汁不通。

用法用量 内服：煎汤，3～6克。

方剂选用

❶ 治尿路感染，小便赤涩：关木通6克，马齿苋50克，水煎服。

❷ 治目赤（结膜炎）：关木通适量，开水泡，熏洗。

注意事项 内无湿热者及孕妇慎服。

通草

性味 微寒，甘、淡。

❋ **别名** 寇脱，离南，倚商，通脱木，葱草。

❋ **来源** 为五加科通脱木属植物通脱木的茎髓。

药用功效 清热利水、通乳，主治淋证涩痛、小便不利、水肿、黄疸、湿温病、小便不利、水肿、黄疸、湿温病、小便短赤、产后乳少、经闭、带下。

用法用量 内服：煎汤，2～5克。

方剂选用

❶ 治气热淋疾、小便数急痛、小腹虚满：通草煎汤，并葱食之。

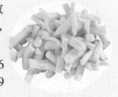

❷ 治急性肾炎：通草6克，茯苓皮12克，大腹皮9克，水煎服。

注意事项 气阴两虚、内无湿热者及孕妇慎服。

瞿麦

性味 寒，苦。

❋ 别名 巨句麦，大兰，南天竺草，剪绒花。

❋ 来源 为石竹科石竹属植物瞿麦或石竹的地上部分。

🍀 药用功效 利小便、清湿热、活血通经，主治小便不通、热淋、血淋、石淋、闭经、目赤肿痛。

🍀 用法用量 内服：煎汤，3 ~ 10 克；入丸、散。外用：煎汤洗或研末调敷。

🍀 方剂选用 治小便不利，有水气，其人苦渴：栝楼根 100 克，茯苓 150 克，薯蓣 150 克，附子 1 枚（炮），瞿麦 50 克。上 5 味药均研为末，加蜂蜜做成梧桐子大小的丸，每次饮服 3 丸，日服 3 次，无效则每次增至 7 ~ 8 丸，以小便利，腹中温为度。

🍀 注意事项 下焦虚寒、小便不利以及妊娠、新产者禁服。

地肤子

性味 寒，苦。

❋ 别名 地葵，地麦，益明，落帚子。

❋ 来源 为藜科地肤属植物地肤的成熟果实。

📖 药用功效 清热利湿、祛风止痒，主治小便不利、淋浊、带下、血痢、风疹、湿疹、疥癣。

📖 用法用量 内服：煎汤，6～15克；入丸、散。外用：煎水洗。

📖 方剂选用

治下焦结热，致患淋证，小便赤黄不利，数起出少，茎痛或血出：地肤子150克，知母、黄芩、猪苓、瞿麦、枳实、升麻、通草、葵子、海藻各100克，以水10升煮取3升，温时分3次服完。大小便皆闭者加大黄150克。

📖 注意事项 内无湿热、小便过多者忌服。反螵蛸。

海金沙

性味 寒，甘、淡。

* **别名** 左转藤灰，海金砂。
* **来源** 为海金沙科海金沙属植物海金沙的孢子。

药用功效 利水通淋、清热解毒，主治热淋血淋、砂淋白浊、女子带下、水湿肿满、湿热泻痢、湿热黄疸，兼治吐血衄血、外伤出血。

用法用量 内服：煎汤，5～9克，包煎；研末服，每次2～3克。

方剂选用

❶ 治诸淋急痛：海金沙 37.5克，滑石 25 克，研为细末，每次取12.5 克，加入灯心、木通、麦门冬草各适量，以新水煎，入蜜调下。

❷ 治尿路结石：海金沙、金钱草、车前草各30克，煎服。

注意事项 肾阴亏虚者慎服。

石韦

性味 寒，苦、甘。

❋ 别名 石皮，金星草，石兰，生扯拢。

❋ 来源 为水龙骨科石韦属植物庐山石韦的全草。

❋ 药用功效 利水通淋、清肺化痰、凉血止血，主治淋证、水肿、小便不利、痰热咳喘、咯血、吐血、衄血、崩漏及外伤出血。

❋ 用法用量 内服：煎汤，9～15克；研末入散剂。外用：研末涂敷。

❋ 方剂选用

❶ 治热淋、小便不利：石韦、车前子各等份，研为粗末，每次取25克，煎水，去渣温服。

❷ 治血淋：石韦、当归、蒲黄、芍药各等份，研为末，酒下。

❋ 注意事项 阴虚及无湿热者忌服。

灯芯草

性味 微寒，甘、淡。

❋别名 虎须草，赤须，碧玉草，水灯芯。

❋来源 为灯芯草科灯芯草属植物灯芯草的茎髓或全草。

药用功效 清心降火、利尿通淋，主治热淋、水肿、小便不利、湿热黄疸、心烦不寐、小儿夜啼。

用法用量 内服：煎汤，1～3克，鲜品15～30克；入丸、散。治心烦不眠，朱砂拌用。外用：适量，烧存性研末撒或用鲜品捣烂敷，扎把外擦。

方剂选用

❶ 治五淋癃闭：灯芯草50克，麦门冬、甘草各25克，煎浓汁饮。

❷ 治热淋：鲜灯芯草、车前草、凤尾草各50克，用淘米水煎服。

注意事项 下焦虚寒、小便失禁者禁服。

酢浆草

性味 寒，酸。

※ 别名 酸箕，三叶酸草，酸母草，鸠酸草。

※ 来源 为酢浆草科酢浆草属植物酢浆草的全草。

药用功效 清热利湿、凉血散瘀、解毒消肿，主治湿热泄泻、痢疾、黄疸、淋证、带下、吐血、衄血、尿血、月经不调、跌打损伤、咽喉肿痛、痈肿疔疮、丹毒、湿疹、疥癣、痔疮、麻疹、烫火伤、蛇虫咬伤。

用法用量 内服：煎汤，干品9～15克，鲜品30～60克；研末或鲜品绞汁饮。外用：煎水洗、捣烂敷、捣汁涂或煎水漱口。

方剂选用

治急性腹泻：酢浆草（鲜）60克，洗净，取冷开水半碗，擂汁，1次服。

注意事项 孕妇及体虚者慎用。

利湿退黄药

本类药物以清利湿热、利胆退黄为主要功效，主要用于湿热黄疸，亦可用于湿疮、湿疹病证。

茵陈

性味 寒，苦。

※ 别名 因尘，马先，茵陈蒿，臭蒿。

※ 来源 菊科植物茵陈蒿的干燥地上部分。

药用功效 清热利湿、退黄，主治黄疸、小便不利、湿疮瘙痒。

用法用量 内服：煎汤，10～15克；入丸、散。外用：适量，煎水洗。

方剂选用

治大便自利而灰：茵陈蒿15克，栀子、黄连各10克，加水400毫升，煎至八分，去渣服。

注意事项 因脾虚血亏而致的虚黄、萎黄者一般不宜使用。蓄血发黄者禁用。

金钱草

性味 凉，甘、微苦。

※别名 神仙对坐草，地蜈蚣，铜钱草，大金钱草。

※来源 为报春花科珍珠菜属植物过路黄的全草。

药用功效 清热利湿、通淋排石、解毒，主治湿热黄疸，热淋，肾炎水肿，肝、胆及泌尿系统结石，热毒痈肿，毒蛇咬伤。

用法用量 内服：煎汤，干品15～60克，鲜品加倍；捣汁饮。外用：鲜品捣敷。

方剂选用

治急性黄疸型肝炎：金钱草90克，茵陈45克，板蓝根15克，水煎，加糖适量，每日服用3次，连服10～15剂。

注意事项 风湿性关节炎、肩周炎患者用鲜品煎水熏洗可引起接触性皮炎。

虎杖

性味 微寒，苦。

❋ **别名** 大虫杖，苦杖，酸杖，黄药子。

❋ **来源** 为蓼科蓼属植物虎杖的根茎及根。

药用功效 活血祛瘀、利湿退黄、清热解毒，主治妇女经闭、痛经、产后恶露不下、癥瘕积聚、风湿痹痛、湿热黄疸、淋浊带下、跌扑损伤、疮疡肿毒、水火烫伤。

用法用量 内服：煎汤，15～50克；浸酒或入丸、散。外用：研末调敷；煎浓汁湿敷；熬膏涂擦。

方剂选用

治风湿痹痛、四肢麻木：虎杖500克、白酒1升，用白酒浸虎杖1～4星期，分次随量饮；虎杖、桎柳、鸡血藤各30克，水煎服。

注意事项 孕妇禁服。

垂盆草

性味 凉，甘、淡、微酸。

❀ 别名 山护花，鼠牙半支，半枝莲，狗牙草。

❀ 来源 为景天科景天属植物垂盆草的全草。

药用功效 清热解毒、利湿，主治湿热黄疸、咽喉肿痛、痈疖肿毒、痢疾、淋证、水火烫伤、湿疹。

用法用量 内服：煎汤，干品 15 ~ 30 克，鲜品 50 ~ 100 克；捣汁。外用：捣敷，研末调擦，取汁外涂，煎水湿敷。

方剂选用

　　治急性黄疸型肝炎：垂盆草 30 克，茵陈蒿 30 克，板蓝根 15 克，水煎服；治慢性迁延型肝炎：鲜垂盆草 30 克，紫金牛 9 克，水煎去渣，加适量食糖，分两次服。

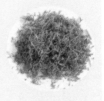

注意事项 脾胃虚寒者慎服。

积雪草

性味 寒，苦、辛。

❋别名 连钱草，地钱草，马蹄草，老公根。

❋来源 为伞形科积雪草属植物积雪草的全草。

🔲药用功效 清热利湿、活血止血、解毒消肿，主治发热、咳喘、咽喉肿痛、肠炎、痢疾、湿热黄疸、水肿、淋证、尿血、衄血、痛经、崩漏、丹毒、瘰疬、疔疮肿毒、带状疱疹、跌打肿痛、外伤出血、蛇虫咬伤。

🔲用法用量 内服：煎汤，干品9～15克，鲜品量加倍；捣汁用。

🔲方剂选用

治感冒头痛：积雪草30克，生姜9克，捣烂，敷额上。

🔲注意事项 虚寒者不宜服用。

第八章

温里类

凡能温里祛寒、治疗里寒证的药物，称为温里药，又称祛寒药。

附子

性味 热，辛、甘。有毒

※别名 五毒棍，川乌，刀附，天雄等。

※来源 为毛茛科乌头属植物乌头的子根的加工品。

药用功效 回阳救逆、散寒除湿，主治阴盛格阳、大汗亡阳、吐泻厥逆、心腹冷痛、冷痢。

用法用量 内服：煎汤，3～9克，回阳救逆可用 18～30克；入丸、散。外用：研末调敷，或成薄片盖在患处或穴位上，用艾炷灸之。内服宜制用，宜久煎；外用多用生品。

方剂选用

治吐利汗出、发热恶寒、四肢拘急、手足厥冷：甘草100克（炙），干姜75克，附子1枚（生用，去皮，破8片），以水3升煮取1.2升，去滓，温时两次服完。

注意事项 阴虚阳盛、真热假寒者及孕妇均禁服。服药时不宜饮酒，不宜以白酒为引。

肉桂

性味 热，辛、甘。

别名 菌桂，牡桂，桂，大桂。

来源 为樟科樟属植物肉桂的干树皮。

药用功效 补火助阳、引火归源、散寒止痛、活血通经、温经通脉，主治肾阳不足、命门火衰之畏寒肢冷、腰膝酸软、阳痿遗精、短气喘促、浮肿尿少诸证等。

用法用量 内服：煎汤，2～5克，不宜久煎；研末，0.5～1.5克；入丸剂。外用：研末调敷或浸酒涂擦。

方剂选用 治心下牵急懊痛：肉桂150克，生姜150克，枳实5枚，加水1升，煮取0.3升，温时分3次服完。

注意事项 阴虚火旺、里有实热、血热妄行出血者及孕妇均禁服。畏赤石脂。

干姜

性味 热，辛。

❋ 别名 白姜，均姜，干生姜。
❋ 来源 本品为姜科植物姜的干燥根茎。

药用功效 温中散寒、回阳通脉、温肺化饮，主治脘腹冷痛、呕吐、泄泻、亡阳厥逆、寒湿痹痛、寒饮喘咳。

用法用量 内服：煎汤，3 ~ 10 克；入丸、散。外用：煎汤洗或研末调敷。

方剂选用
治一切寒冷、气郁心痛、胸腹胀满：白米 400 克，干姜、良姜各 50 克，煮食。

注意事项 阴虚内热、血热妄行者忌服。孕妇慎服。

丁香

性味 温，辛。

❋ 别名 丁子香，支解香，雄丁香，公丁香。

❋ 来源 桃金娘科丁香属植物丁香的花蕾。

药用功效 温中、降逆、暖肾，主治胃寒呃逆、呕吐、反胃、泻痢、脘腹冷痛、疝癖、疝气、奔豚气、癣症。

用法用量 内服：煎汤，2～5克；入丸、散。外用：研末撒或调敷。

方剂选用

治伤寒咳噫不止及哕逆不定：丁香50克，干柿蒂50克，焙干，捣罗为散，每次服5克，煎人参汤调下，不拘时。

注意事项 阳热诸证及阴虚内热者禁服。

小茴香

性味 热，辛。

❈ **别名** 穰香，穰香子，茴香子，谷香。

❈ **来源** 伞形科茴香属植物茴香的成熟果实。

药用功效 温肾暖肝、行气止痛、和胃，主治寒疝腹痛、睾丸偏坠、脘腹冷痛、食少吐泻、胁痛、肾虚腰痛、痛经。

用法用量 内服：煎汤，3～6克；入丸、散。外用：研末调敷或炒热温熨。

方剂选用

治小肠气痛不可忍：杏仁 50克，葱白（和根捣，焙干）25克，茴香50克，研为末，每次服15克，空腹时以温胡桃酒调下。

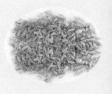

注意事项 阴虚火旺者慎服。

花椒

性味 温，辛。有小毒。

❋别名 檓，秦椒，蜀椒，南椒。
❋来源 为芸香科花椒属植物花椒的果皮。

药用功效 温中止痛、除湿止泻、杀虫止痒，主治脾胃虚寒型脘腹冷痛、蛔虫腹痛、呕吐泄泻、肺寒咳喘、龋齿牙痛、阴痒带下、湿疹皮肤瘙痒等症。

用法用量 内服：煎汤，3～6克；入丸、散。外用：煎水洗或含漱，也可研末调敷。

方剂选用
治呃噫不止：花椒200克，炒后研末，做成如梧桐子大小的丸，每次服10丸，以醋汤调下。

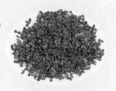

注意事项 阴虚火旺者忌服。孕妇慎服。

高良姜

性味 热，辛。

❋ 别名 高凉姜，良姜，蛮姜，小良姜，海良姜。
❋ 来源 为姜科山姜属植物高良姜的干燥根茎。

药用功效 温中散寒、理气止痛，主治脘腹冷痛、呕吐、噫气。

用法用量 内服：煎汤，3~6克；入丸、散。

方剂选用

治脚气欲吐（患脚气病的人容易发吐，日常生活中注意早餐多食、午餐少食、晚餐不食，或喝一点豉粥，有发吐感觉时立即服药）：用高良姜 50 克，加水 3 升煮成 1 升，1 次服完。如急切间找不到高良姜，可以母姜 50 克代替，清水煎服，疗效较差，然亦有效。

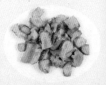

注意事项 阴虚有热者忌服。

胡椒

性味 热，辛。

别名 昧履支，浮椒，玉椒。

来源 胡椒科胡椒属植物胡椒的干燥近成熟或成熟果实。

药用功效 温中散寒、下气止痛、止泻、开胃、解毒，主治胃寒疼痛、呕吐、受寒泄泻、食欲不振、中鱼蟹毒。

用法用量 内服：煎汤，1 ~ 3 克；入丸、散。外用：研末调敷或置膏药内外贴。

方剂选用 治五脏风冷、冷气心腹痛、吐清水：用胡椒泡酒服之，亦可煮汤服。

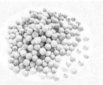

注意事项 热病及阴虚有火者禁服。孕妇慎服。

山柰

性味 温，辛。

❀ 别名 三奈子，三赖，三柰，山辣，沙姜。
❀ 来源 本品为姜科山柰属植物山柰的干燥根茎。

📖 药用功效 温中辟秽、消食止痛，主治瘴疬、脘腹冷痛、霍乱吐泻、食积、牙痛、骨鲠喉、跌打肿痛。

📖 用法用量 内服：煎汤，6～9克；研末入丸、散。外用：捣敷；研末调敷；搐鼻；含漱。

📖 方剂选用

治心腹冷痛：山柰、丁香、当归、甘草各等份，均研为末，加醋做成如梧桐子大小的丸，每次服30丸，以酒调下。

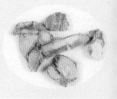

📖 注意事项 阴虚血亏、胃有郁火者禁服。

第九章

理气类

凡以疏理气机、消除气滞或气逆证为主要作用的药物，称理气药，又谓行气药。其中行气力强者，又称破气药。

陈皮

性味 温，苦、辛。

※ 别名 橘皮，贵老，黄橘皮，红皮，广橘皮。

※ 来源 为芸香科柑橘属植物橘及其栽培变种的成熟果皮。

药用功效 理气调中、降逆止呕、燥湿化痰，主治胸膈满闷、脘腹胀痛、不思饮食、呕吐、哕逆、咳嗽痰多、乳痈初起。

用法用量 内服：煎汤，3～10克；入丸、散。

方剂选用

❶ 治大便秘结：陈皮（不去白，酒浸）煮至软，焙干研为末，每次以温酒调服10克。

❷ 治卒食噎：陈皮50克（汤浸去瓤），焙干研为末，以水300毫升煎取150毫升，热服。

注意事项 气虚、阴虚者慎服。

枳实

性味 微寒，苦、辛。

✹ 别名 鹅眼枳实。

✹ 来源 为芸香科柑橘属植物酸橙及其栽培变种或甜橙的幼果。

药用功效 破气消积、化痰除痞，主治积滞内停、痞满胀痛、大便秘结、泻痢后重、结胸、胸痹、胃下垂、子宫脱垂、脱肛。

用法用量 内服：水煎，3～10克；入丸、散。外用：研末调涂或炒热熨。

方剂选用

治痞，消食，强胃：白术100克、枳实（麸炒黄色，去瓤）50克，均研为极细的末，以荷叶炒裹，加饭做成如梧桐子大小的丸，每次服50丸，以白开水调下，不拘时。

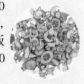

注意事项 脾胃虚弱者及孕妇慎服。

香附

性味 平，辛、微苦、甘。

❋ **别名** 雀头香，莎草根，香附子，雷公头，香附米。

❋ **来源** 为莎草科莎草属植物莎草的根茎。

药用功效 理气解郁、调经、安胎，主治胁肋胀痛、乳房胀痛、疝气疼痛、月经不调、脘腹痞满疼痛、暖气吞酸、呕恶、经行腹痛、崩漏带下、胎动不安。

用法用量 内服：煎汤，5 ~ 10克；入丸、散。外用：研末撒或调敷。

方剂选用

治一切气疾、心腹胀满、胸膈噎塞、噫气吞酸、胃中痰逆呕吐及宿酒不解、不思饮食：香附（炒去毛）1600克，砂仁400克，甘草（炙）200克，研为细末，每次取5克，用盐水调下。

注意事项 气虚无滞、阴虚、血热者慎服。

沉香

性味 温，辛、苦。

※ 别名 蜜香，栈香，沉水香，奇南香，琪璃。

※ 来源 为瑞香科沉香属植物白木香含树脂木材。

药用功效 温中降逆、暖肾纳气，主治脘腹冷痛、呕吐呃逆、气逆喘息、腰膝虚冷、大肠虚秘、小便气淋、精冷早泄。

用法用量 内服：煎汤，2～5克，不宜久煎，宜后下；研末，每次服 0.5～1 克；磨汁服。

方剂选用

治腹胀气喘、坐卧不安：沉香、枳壳各 25 克，萝卜子（炒）50 克，加姜 3 片，水煎服。

注意事项 阴虚火旺、气虚下陷者慎服。

檀香

性味 温，辛。

※ 别名 旃檀，白檀，檀香木，真檀。

※ 来源 为檀香科檀香属植物檀香树干的心材。

药用功效 行气散寒、止痛，主治胸腹胀痛、霍乱吐泻、噎膈吐食、寒疝腹痛及肿毒。

用法用量 内服：煎汤，1.5 ~ 3 克，不宜久煎，宜后下；入丸、散。外用：磨汁涂。

方剂选用

❶ 治阴寒霍乱：檀香、藿香梗、木香、肉桂各 7.5 克，研为极细的末，每次取 5 克，加炒姜 25 克，以泡汤调下。

❷ 治心腹冷痛：檀香 15 克（研为极细的末），干姜 25 克，以泡汤调下。

注意事项 阴虚火盛者禁服。

荔枝核

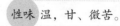

性味 温，甘、微苦。

* **别名** 荔核，荔仁，枝核，大荔核。
* **来源** 为无患子科荔枝属植物荔枝的种子。

药用功效 理气止痛、祛寒散滞，主治疝气痛、睾丸肿痛、胃脘痛、痛经及产后腹痛。

用法用量 内服：煎汤，6～10克；研末，1.5～3克；入丸、散。外用：研末调敷。

方剂选用

治疝气痛极，凡在气分者最宜用之，并治小腹气痛等证：荔枝核（炮微焦）、大茴香（炒）各等份，研为末，每次用好酒调服15克，如寒甚者，加制吴茱萸减半用之。

注意事项 无寒湿滞气者勿服。

佛手柑

性味 温，辛、苦。

※ 别名 佛手，佛手香橼，蜜筒柑，蜜罗柑。

※ 来源 为芸香科柑橘属植物佛手的果实。

药用功效 疏肝理气、和胃化痰，主治肝气郁结之胁痛、胸闷、肝胃不和、脾胃气滞之脘腹胀痛、嗳气、恶心、久咳痰多。

用法用量 内服：煎汤，3～10克；泡茶饮。

方剂选用

❶ 治肝胃气痛：鲜佛手柑 12～15克，开水冲泡，代茶饮。或佛手柑、延胡索各6克，水煎服。

❷ 治膨胀发肿：佛手柑（去瓤）200克，人中白150克，共研为末，空腹时以白开水调下。

注意事项 阴虚有火、无气滞者慎服。

第十章 消食类

凡以消积导滞、促进消化、治疗饮食积滞证为主要作用的药物，称为消食药，又谓消导药。

山楂

性味 微温，酸、甘。

❋ 别名 朹，梁梅，朹子，鼠查，羊梂，赤爪实。

❋ 来源 为蔷薇科山楂属植物山楂的成熟果实。

❋ 成分 山楂主要含黄酮类，其主要成分为槲皮素、牡荆素、金丝桃苷、芦丁等。尚含齐墩果酸等有机酸、亚油酸等脂肪酸、鞣质、糖类、蛋白质及维生素C等。

药用功效 消食健胃、行气散瘀，主治饮食积滞，脘腹胀痛，泄泻痢疾，血瘀痛经、经闭，产后腹痛、恶露不尽，疝气或睾丸肿痛，高血脂症。

用法用量 内服：煎汤，3～10克；入丸、散。外用：煎水洗或捣敷。

方剂选用

❶ 治一切食积：山楂200克，白术200克，神曲100克，上药均研为末，蒸饼捏成如梧桐子大小的丸，每次服70

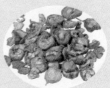

丸，以白开水送下。

❷ 治食肉不消：
山楂肉200克，水
煮，食山楂饮汁。

❸ 治诸滞腹痛：
取山楂适量，煎浓
汤饮。

❹ 治肠风：山
楂肉、核烧灰，以
米汤调下。

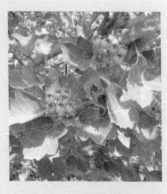

❺ 治痢疾（症见赤白相兼）：山楂肉不拘多少，
炒后研为末，每次取10克，红痢则以蜜拌，白痢
则以红、白糖拌；红白相兼则蜂蜜、砂糖各半，拌
匀，空腹时以白开水调下。

❻ 治寒湿气小腹疼、外肾偏大肿痛：茴香、山
楂各等份，均研为细末，每次取10克，加适量盐、
酒调匀，空腹时热服。

🈲注意事项 脾胃虚弱及孕妇慎服。

麦芽

性味 平, 甘。

❀ **别名** 大麦毛, 大麦芽。

❀ **来源** 为禾本科大麦属植物大麦的发芽颖果。

🔅 **药用功效** 消食化积、回乳, 主治食积、腹满泄泻、恶心呕吐、食欲不振、乳汁郁积、乳房胀痛。

🔅 **用法用量** 内服: 煎汤, 10 ~ 15 克, 大剂量可用至 30 ~ 120 克; 入丸、散。

🔅 **方剂选用**

快膈进食: 麦芽 200 克, 神曲 100 克, 白术、陈皮各 50 克, 上药均研为末, 蒸饼做成如梧桐子大小的丸, 每人以参汤调下 30 ~ 50 丸。

🔅 **注意事项** 妇女哺乳期禁服。孕妇、无积滞者慎服。

莱菔子

性味 平，辛、甘。

❋ **别名** 萝卜子，芦菔子。

❋ **来源** 为十字花科莱菔属植物莱菔的成熟种子。

药用功效 消食导滞、降气化痰，主治食积气滞、脘腹胀满、腹泻、下痢后重、咳嗽多痰、气逆喘满。

用法用量 内服：煎汤，5 ~ 10 克；入丸、散，宜炒用。外用：研末调敷。

方剂选用

治小儿伤食腹胀：莱菔子（炒）、蓬莪术各 50 克，胡椒 25 克，均研为末，做成如黄米大小的丸，每次服 15 ~ 20 丸，不拘时，以萝卜汤送下。

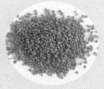

注意事项 气虚及无食积、痰滞者慎用。

鸡内金

性味 平，甘、涩。

❋ **别名** 鸡肫内黄皮，鸡黄皮，鸡食皮，鸡合子。

❋ **来源** 为雉科雉属动物家鸡的砂囊内膜。

🉐 **药用功效** 健脾胃、消食积、化石，主治食积、泄泻、小儿疳积、胆石症、石淋、砂淋、癥瘕经闭、喉痹乳蛾、牙疳口疮。

🉐 **用法用量** 内服：煎汤，3 ~ 10克；研末，1.5 ~ 3克；入丸、散。外用：研末调敷或生贴。

🉐 **方剂选用**

❶ 治食积腹满：鸡内金适量，研末，以牛奶调服。

❷ 治反胃、食即吐出，上气：鸡内金适量，烧成灰，以酒调服。

🉐 **注意事项** 有积消积，无积消人元气、堕胎，所以无积者慎服。孕妇禁用。

第十一章 驱虫类

凡以驱除或杀灭人体寄生虫为主要作用、用于治疗虫症的药物，称为驱虫药。

使君子

性味 温，甘。有小毒。

❋ 别名 留求子，史君子，五棱子，索子果，山羊屎。

❋ 来源 为使君子科使君子属植物使君子的成熟果实。

❋ 成分 种子含使君子酸钾，并含脂肪油，油中含油酸、棕榈酸、硬脂酸、亚油酸、肉豆蔻酸、花生酸、甾醇。种子尚含蔗糖、葡萄糖、果糖、戊聚糖、苹果酸、柠檬酸、琥珀酸、生物碱（如N-甲基烟酸内盐）、脯氨酸等。

【药用功效】杀虫、消积、健脾，主治虫积腹痛、小儿疳积、乳食停滞、泻痢。

【用法用量】内服：煎汤，6～15克，捣碎煎；入丸、散；去壳炒香嚼服，小儿每岁每日1粒至1粒半，总量不超过20粒。

【方剂选用】

① 治小儿腹中蛔虫攻痛、口吐清沫：使君子去

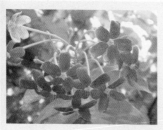

壳，研为极细的末，用米汤调饮，五更时空腹服。

❷ 治小儿痞块、腹大、面黄肌瘦、渐成疳疾：使君子仁 15 克，木鳖子仁 25 克，研为末，加水和成如龙眼大小的丸，每次取 1 丸，再取 1 个鸡蛋，在鸡蛋顶上开一小口，放入药丸，将鸡蛋放饭上蒸熟，空腹吃下。

❸ 治寸白虫疾：鸭蛋 1 个，破一小孔，放入使君子肉末 50 克，槟榔末 5 克，用纸封口，蒸熟食之，虫随大便而出。

❹ 治钩虫病：使君子 4 克，槟榔 8 克，加水 100 毫升，煎成 30 毫升。成人全量为 90 毫升，儿童 11 ～ 15 岁 60 毫升、9 ～ 10 岁 45 毫升、7 ～ 8 岁 30 毫升。分 3 次口服，每日早晨空腹服，连续服 3 次。

🈲注意事项 服量过大或与热茶同服可引起呃逆、眩晕、呕吐等反应。

苦楝皮

性味 苦，寒。

✳ **别名** 楝木皮，楝树枝皮，苦楝树白皮。

✳ **来源** 为楝科楝属植物楝的树皮及根皮。

药用功效 杀虫、清热、燥湿，主治蛔虫病、钩虫病、蛲虫病、阴道滴虫病、疥疮、头癣、风疹瘙痒、湿疮。

用法用量 内服：煎汤，干品 6 ~ 15 克，鲜品 15 ~ 30 克；入丸、散。外用：煎水洗或研末调敷。

方剂选用

治小儿蛔虫：苦楝皮 1 千克，去粗皮，切细，加水 10 升，煮取 3 升，以砂锅熬成膏，五更初以温酒调服 1 匙，以虫下为度。

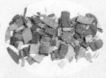

注意事项 体弱者、肝肾功能障碍者、孕妇及脾胃虚寒者均慎服。

槟榔

性味 温，苦、辛。

※ 别名 仁频，宾门，橄榄子，榔玉。

※ 来源 为棕榈科槟榔属植物槟榔的种子。

药用功效 驱虫消积、下气行水、截疟，主治虫积、食滞、脘腹胀痛、泻痢后重、脚气、水肿、疟疾。

用法用量 内服：煎汤，6 ~ 15 克，单用杀虫，可用至 60 ~ 120 克；入丸、散。

方剂选用

① 治诸虫在脏腑，久不瘥者：槟榔 25 克（炮），研为末，每剂 10 克，每次以葱蜜煎汤调服 5 克。

② 治心脾疼：高良姜、槟榔各等份，炒干，研为细末，以米汤调下。

注意事项 气虚下陷者禁服。

南瓜子

性味 平，甘。

❋ 别名 白瓜子，金瓜米，窝瓜子，倭瓜子。
❋ 来源 为葫芦科南瓜属植物南瓜的种子。

药用功效 杀虫、下乳、利水消肿，主治绦虫、
蛔虫、血吸虫、钩虫、蛲虫病，产后缺乳、手足浮
肿，百日咳，痔疮。

用法用量 内服：煎汤，30～60克；研末或制
成乳剂。外用：煎水熏洗。

方剂选用

治绦虫病：南瓜子60～120
克，去皮生食。或炒熟研粉，
早晨空腹服下，30分钟后再用
槟榔60～120克，石榴皮30
克，水煎服；2小时后如不大
便，再用芒硝6～9克，开水冲服。

注意事项 多食易使壅气滞膈。

鹤虱

性味 平, 苦, 辛。有小毒。

※ 别名 鹤虱, 鬼虱, 北鹤虱。

※ 来源 为菊科天名精属植物天名精的果实。

药用功效 杀虫消积, 主治蛔虫病、绦虫病、蛲虫病、钩虫病、小儿疳积。

用法用量 内服: 多入丸、散; 煎汤, 5 ~ 10 克。

方剂选用

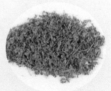

❶ 治蛔咬心痛: 鹤虱 500 克, 捣筛, 加蜜和成如梧桐子大小的丸, 每次以蜂蜜水空腹吞 40 丸, 隔日增至 50 丸。服药期间慎食酒肉。

❷ 治虫蛀齿疼: 鹤虱 1 枚, 塞齿中, 又以鹤虱煎醋漱口, 其痛可定。

注意事项 孕妇慎服。

榧子

性味 平，甘、涩。

✳ 别名 彼子，榧实，柀子，赤果，玉榧，香榧。

✳ 来源 为红豆杉科榧树属植物榧的成熟种子。

药用功效 杀虫消积、润燥止咳，主治肠道寄生虫病、小儿疳积、肺燥咳嗽、肠燥便秘、痔疮。

用法用量 内服：煎汤，15 ~ 50 克，连壳生用，打碎入水煎；10 ~ 40 枚，炒熟去壳，取种仁嚼服；入丸、散。驱虫宜用较大剂量，顿服；治便秘、痔疮宜小量常服。

方剂选用
治十二指肠钩虫、蛔虫、蛲虫等：榧子（切碎）、使君子仁（切细）、大蒜瓣（切细）各30克，水煎去滓，每日3次，饭前空腹时服。

注意事项 脾虚泄泻及肠滑、大便不实者慎服。

第十二章 止血类

凡以制止体内外出血为主要作用、常用于治疗出血证的药物,称为止血药。

凉血止血药

本类药物适用于血热妄行出血证，如出血之证、血热出血等。

小蓟

性味 凉，甘、微苦。

✻ 别名 猫蓟，青刺蓟，千针草，刺儿菜。

✻ 来源 为菊科蓟属植物刺儿菜的地上部分或根。

药用功效 凉血止血、解毒消肿，主治尿血、血淋、咳血、吐血、衄血、便血、血痢、崩中漏下、外伤出血、痈疽肿毒。

用法用量 内服：煎汤，干品 5～10 克，鲜品可用至 30～60 克，或捣汁用。外用：捣敷。

方剂选用

治崩中下血：小蓟茎叶（洗，切）研汁 200 毫升，入地黄汁 200 毫升、白术 25 克，煎减半，温服。

注意事项 虚寒出血及脾胃虚寒者禁服。

大蓟

性味 凉，甘、微苦。

❋别名 马蓟，山牛蒡，鸡项草，野红花。

❋来源 为菊科蓟属植物大蓟的地上部分或根。

药用功效 凉血止血、行瘀消肿，主治吐血、咯血、衄血、便血、尿血、妇女崩漏、外伤出血、疮疡肿痛、瘰疬、湿疹、肝炎、肾炎。

用法用量 内服：煎汤，干品 5 ~ 10 克，鲜品可用至 30 ~ 60 克。外用：捣敷。

方剂选用

治呕吐、咯血：大蓟、小蓟、荷叶、扁柏叶、茅根、茜草、山栀、大黄、牡丹皮、棕榈皮各等份，烧灰存性，研成极细的末，用纸包好，放在泥地上，上面用碗盖住，保持此状态一晚上，以出火毒，用时先研磨白藕汁或萝卜汁半碗，每次饭后调服 25 克。

注意事项 虚寒出血、脾胃虚寒者禁服。

地榆

性味 微寒，苦、酸。

❋ **别名** 酸赭，豚榆系，白地榆，鼠尾地榆。

❋ **来源** 蔷薇科地榆属植物地榆或长叶地榆的根。

药用功效 凉血止血、清热解毒，主治吐血、咯血、衄血、尿血、便血、痔血、血痢、崩漏、赤白带下、疮痈肿痛、湿疹、阴痒、水火烫伤、蛇虫咬伤。

用法用量 内服：煎汤，干品 6 ~ 15 克，鲜品 30 ~ 120 克；入丸、散；亦可绞汁内服。外用：煎水或捣汁外涂，也可研末外擦或捣烂外敷。

方剂选用

　　治血痢不止：地榆 100 克，甘草（炙、锉）25 克，粗捣筛，每次取 25 克，加适量水煎，去渣，温服，白天两次，晚上 1 次。

注意事项 脾胃虚寒、中气下陷、冷痢泄泻、崩漏带下、血虚有瘀者均应慎服。

槐花

性味 微寒，苦。

✳别名 槐蕊。

✳来源 为豆科槐属植物槐的花及花蕾。

药用功效 凉血止血、清肝明目，主治肠风便血、痔疮下血、赤白痢、血淋、崩漏、吐血。

用法用量 内服：煎汤，5～10克；入丸、散。外用：煎水熏洗或研末撒。止血宜炒用，清热降火宜生用。

方剂选用

❶ 治大肠下血：槐花、荆芥穗等份，研为末，每次以酒调服2克。

❷ 治血崩：陈槐花50克，百草霜25克，研为末，每次取15～20克，以温酒调下。若昏聩不省人事，则烧红秤锤淬酒调下。

注意事项 脾胃虚寒及阴虚发热而无实火者慎服。

侧柏叶

性味 微寒，苦、涩。

✳ 别名 柏叶，扁柏叶，丛柏叶。

✳ 来源 为柏科侧柏属植物侧柏的枝梢及叶。

药用功效 凉血止血、祛痰止咳、祛风解毒，主治吐血、衄血、尿血、血痢、肠风、崩漏、咳嗽痰多、风湿痹痛、脱发、丹毒、疟腮、烫伤。

用法用量 内服：煎汤，6～15克；入丸、散。外用：煎水洗，捣敷或研末调敷。

方剂选用

❶ 治吐血不止：侧柏叶、干姜各150克，艾3把，加水5升、马通汁1升合煎，取1升，分两次温服。

❷ 治血淋：侧柏叶、藕节、车前草各等份，同捣取其汁，调益元散，神效。

注意事项 久服、多服易致胃脘不适及食欲减退。

苎麻根

性味 寒，甘。

❋别名 苎根，野苎根，苎麻茹。

❋来源 为荨麻科苎麻属植物苎麻的根和根茎。

药用功效 凉血止血、清热安胎、利尿、解毒，主治血热妄行所致的咯血、吐血、衄血、血淋、便血、崩漏、紫癜、胎动不安、胎漏下血、小便淋沥、痈疮肿毒、虫蛇咬伤。

用法用量 内服：煎汤，5～30克；捣汁用。外用：鲜品捣敷或煎汤熏洗。

方剂选用

治吐血不止：苎麻根、人参、白垩、蛤粉各0.5克，上四味均捣罗为散，每次取2克，以糯米汤调下，不拘时服用。

注意事项 胃弱泄泻者勿服，诸病不由血热者亦不宜用。

化瘀止血药

本类药物既能止血，又能化瘀，适用于因瘀血内阻而血不循经之出血症。

三七

性味 温，甘、微苦。

❋ 别名 山漆，金不换，血参，人参三七。

❋ 来源 为五加科人参属植物三七的根。

药用功效 止血散瘀、消肿定痛，主治吐血、咳血、尿血、便血、血痢、崩漏、产后出血、外伤出血、跌仆损伤、胸痹心痛、脘胁久痛、血瘀经闭。

用法用量 内服：煎汤 3 ~ 9 克；研末，1 ~ 3 克；入丸、散。外用：磨汁涂或研末撒。

方剂选用

治吐血：鸡蛋 1 个，打散，和三七末 5 克，藕汁 1 小杯，陈酒半小杯，隔汤炖熟食之。

注意事项 孕妇慎服。

茜草

性味 寒，苦。

❋ **别名** 茹卢本，茜根，地血，芦茹，血见愁。

❋ **来源** 为茜草科茜草属植物茜草的根及根茎。

药用功效 凉血止血、活血化瘀，主治血热咯血、吐血、衄血、尿血、便血、崩漏、经闭、产后瘀阻腹痛、跌打损伤、风湿痹痛、黄疸、疮痈、痔肿。

用法用量 内服：煎汤，10～15克；入丸、散；泡酒饮。

方剂选用

❶ 治衄血无时：茜草根、艾叶各50克，乌梅肉（焙干）25克，研为细末，炼蜜丸如梧子大，每次以乌梅汤调下30丸。

❷ 治咯血、尿血：茜草9克，白茅根30克，水煎服。

注意事项 脾胃虚寒及无瘀滞者慎服。

蒲黄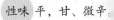

性味 平，甘、微辛。

❋ **别名** 蒲厘花粉，蒲花，蒲棒花粉，蒲草黄。

❋ **来源** 为香蒲科植物狭叶香蒲或其同属多种植物的花粉。

药用功效 止血、祛瘀、利尿，主治吐血、咯血、衄血、血痢、便血、崩漏、外伤出血、心腹疼痛、经闭腹痛、产后瘀痛、痛经、跌扑肿痛、血淋涩痛、带下、重舌、口疮、阴下湿痒。

用法用量 内服：煎汤，5~10克，须包煎；入丸、散。外用：研末撒或调敷。散瘀止痛多生用，止血每炒用，血瘀出血生、熟各半。

方剂选用

治血崩：蒲黄、黄芩各50克，荷叶灰25克，共研为末，每次服15克，空腹时以酒调下。

注意事项 孕妇慎服。

五灵脂

性味 温，苦、甘。

❋别名 药本，寒号虫粪，寒雀粪。

❋来源 为鼯鼠科复齿鼯鼠属动物复齿鼯鼠的干燥粪便。

药用功效 活血止痛、化瘀止血、消积解毒，主治心腹血气诸痛、妇女闭经、产后瘀滞腹痛、崩漏下血、小儿疳积及蛇、蝎、蜈蚣咬伤。

用法用量 内服：煎汤，5～10克；入丸、散。外用：研末撒或调敷。

方剂选用 治吐血、呕血：五灵脂50克，芦荟10克，同捣为末，加水和成如鸡头大小的丸，再捏成饼子。每次服用2饼，以龙脑浆水化下，不拘时。

注意事项 血虚无瘀及孕妇慎用。不能与人参同服。

降香

性味 温，辛。

❋别名 降真香，紫藤香，降真，花梨母。
❋来源 豆科植物降香檀树干和根的干燥心材。

药用功效 活血散瘀、止血定痛、降气、辟秽，主治胸胁疼痛、跌打损伤、创伤出血、寒疝疼痛、呕吐腹痛。

用法用量 内服：煎汤，3～6克；研末吞服，1～2克；入丸、散。外用：研末敷。

方剂选用
治金刃或打扑伤损、血出不止：降香末、五倍子末、铜末（削下镜面上的铜，于乳钵内研细）各等份（也可随意加减用之），拌匀，散用。

注意事项 阴虚火旺、血热妄行者禁服。

收敛止血药

本类药长于收敛止血，且其性多平，或凉而不寒，无论热性出血或虚寒性出血均可用之。

白及

性味 微寒，苦、甘、涩。

❋ **别名** 甘根，连及草，白根，白给，冰球子。

❋ **来源** 为兰科白及属植物白及的根茎。

📖 **药用功效** 主治咯血、吐血、衄血、便血、外伤出血、痈疮肿毒、烫灼伤、手足皲裂、肛裂。

📖 **用法用量** 内服：煎汤，3 ~ 10 克；研末，每次1.5 ~ 3 克。外用：研末撒或调涂。

📖 **方剂选用**

治肺叶痿败、喘咳夹红者：嫩白及 20 克（研末），陈阿胶 10 克，以白开水调服。

📖 **注意事项** 白及恶理石，畏李核、杏仁，反乌头。紫石英肺痈初起、肺胃有实热者忌用。

仙鹤草

性味 平，苦、涩。

※ 别名 狼牙草，龙牙草，瓜香草，石打穿。

※ 来源 蔷薇科龙芽草属植物龙芽草的地上部分。

药用功效 收敛止血、消积止痢、解毒消肿，主治咯血、吐血、衄血、尿血、便血、崩漏及外伤出血、腹泻、痢疾、脱力劳伤、疟疾、疔疮痈肿、滴虫性阴道炎。

用法用量 内服：煎汤，10～15克，大剂量可用至30～60克；入散剂。外用：捣敷或熬膏涂敷。

方剂选用

❶ 治虚损、唾血、咯血：仙鹤草30克，红枣5枚，水煎服。

❷ 治鼻衄、齿龈出血：仙鹤草、白茅根各15克，焦山栀9克，水煎服。

注意事项 外感初起、泄泻发热者忌用。

紫珠

> **性味** 凉，苦、涩。

❋ 别名 紫荆，紫珠草。

❋ 来源 马鞭草科紫珠属植物杜虹花、白棠子树、华紫珠、老鸦糊的叶。

📋 药用功效 收敛止血、清热解毒，主治咯血、呕血、衄血、牙龈出血、尿血、便血、崩漏、皮肤紫癜、外伤出血、痈疽肿毒、毒蛇咬伤、烧伤。

📋 用法用量 内服：煎汤，干品 10 ~ 15 克，鲜品 30 ~ 60 克；研末，1.5 ~ 3 克，每日 1 ~ 3 次。外用：鲜品捣敷或研末撒。

📋 方剂选用
　　治肺结核咳血、胃及十二指肠出血：紫珠叶、白及各等量，共研成细末，每次服 6 克，每日 3 次。

📋 注意事项 孕妇慎用。

棕榈皮

性味 平，苦、涩。

✳ **别名** 拼榈木皮，棕毛，棕树皮毛，棕皮。

✳ **来源** 为棕榈科棕榈属植物棕榈的叶柄及叶鞘纤维。

药用功效 收敛止血，主治吐血、衄血、便血、尿血、血崩、外伤出血。

用法用量 内服：煎汤，10～15克。外用：研末，外敷。

方剂选用

治诸窍出血：隔年莲蓬、棕榈皮、头发（烧存性）各等份，均研为末，每次取10克，以煎南木香汤调下。只用棕榈皮烧灰，以米汤调下，也可。

注意事项 出血诸症瘀滞未尽者不宜独用。

血余

性味 平，苦、涩。

❋ **别名** 乱发，发灰，人退，头发，血余炭。

❋ **来源** 为人科健康人之头发制成的碳化物。

📋 **药用功效** 止血化瘀、生肌、利尿，主治咳血、吐血、衄血、便血、尿血、崩中漏下、小便淋痛、痈肿、溃疡、流火、烫伤。

📋 **用法用量** 内服：煎汤，5 ~ 10 克；研末，每次 1.5 ~ 3 克；入丸剂。外用：研末擦或油调、熬膏涂敷。

📋 **方剂选用**

治小便尿血：头发不拘多少，烧灰存性，研为细末。用新采侧柏叶捣汁，调血余末、糯米粉打糊为丸，如梧桐子大小。每次服 50 丸，空腹时白开水调下，或煎四物汤送下。

📋 **注意事项** 胃弱者慎用。

藕节

性味 平，甘、涩。

* **别名** 光藕节，藕节疤。
* **来源** 为睡莲科莲属植物莲的根茎的节部。

药用功效 散瘀止血，主治吐血、咯血、尿血、便血、血痢、血崩。

用法用量 内服：煎汤，10 ~ 30 克；鲜用捣汁，用 60 克左右取汁冲服；入散剂。

方剂选用

① 治落马后心胸有积血、唾吐不止：干藕节 250 克，捣细为散，每次以温酒调下 15 克，每日服 3 ~ 4 次。

② 治大便下血：藕节晒干，每次取 7 个，和白蜜 7 茶匙，加水 2 碗，煎至 1 碗服。

注意事项 中满痞胀及大便燥结者忌服。

鸡冠花

性味 凉，甘、涩。

❋ **别名** 鸡髻花，鸡公花，鸡角枪，鸡冠头。

❋ **来源** 为苋科青葙属植物鸡冠花的花序。

药用功效 凉血、止血、止带、止泻，主治诸出血症、带下、泄泻、痢疾。

用法用量 内服：煎汤，9～15克；入丸、散。外用：煎汤熏洗或研末调敷。

方剂选用

❶ 治小儿痔疮下血不止及肠风下血：鸡冠花（焙令香）50克，棕榈（烧灰）100克，羌活50克，均捣罗为散，每次以粥调下2.5克，每日3～4次。

❷ 治经水不止：红鸡冠花适量，晒干研为末，每次取10克，空腹时以酒调下。

注意事项 本品忌鱼腥、猪肉。

花生衣

性味 平, 甘、微苦、涩。

✳ **别名** 花生皮。

✳ **来源** 豆科落花生属植物落花生的种皮。

药用功效 止血、散瘀、消肿, 主治血友病、类血友病、原发性和继发性血小板减少性紫癜、肝病出血、术后出血、癌肿出血及胃、肠、肺、子宫出血。

用法用量 内服: 煎汤, 10 ~ 30 克。

方剂选用

治疗血小板减少性紫癜: 花生衣 60 克、冰糖适量, 水炖服。或花生衣 30 克, 大蓟、小蓟各 60 克, 水煎服。

注意事项 花生皮易得、取材方便, 宜长期服用。

温经止血药

本类药物性多温热，能温内脏、温脾阳、固冲脉而统摄血液，从而达到温经止血之效。

艾叶

性味 温，辛、苦。

别名 冰台，艾蒿，医草，灸草，蕲艾，黄草。

来源 菊科蒿属植物艾的叶。

药用功效 温经止血、安胎、逐寒湿、理气血，主治吐衄、下血、崩漏、月经不调、痛经、带下。

用法用量 内服：煎汤，3～10克；入丸、散；捣汁。外用：捣敷；煎水熏洗；炒热温熨。

方剂选用

治妇人经行后余血未尽、腹痛：熟艾（揉极细做饼，焙）200克，香附（醋酒同煎，捣）300克，同姜汁和神曲做成丸，以砂仁汤调服。

注意事项 阴虚血热者慎服。

炮姜

性味 温，苦、辛。

❋ 别名 黑姜。

❋ 来源 姜科姜属植物姜干燥根茎的炮制品。

药用功效 温中止泻、温经止血，主治虚寒性脘腹疼痛、呕吐、泻痢、吐血、便血、崩漏。

用法用量 内服：煎汤，3 ~ 6 克；入丸、散。外用：研末调敷。

方剂选用

治心脾疼痛，宽胸下气，疗一切冷物所伤，养脾温胃，去冷消痰：炮姜、良姜（去芦头）各等份，均研为细末，加面糊和为丸，如梧桐子大，每次服 15 ~ 29 丸，饭后以陈皮汤调下。妊娠妇人不宜服。

注意事项 孕妇及阴虚有热者禁服。

第十三章 活血化瘀类

凡能通畅血行、消散瘀血，以治疗瘀血证为主要作用的药物，称为活血化瘀药，又称活血祛瘀药，简称活血药或化瘀药。

活血止痛药

本节药物以活血止痛为主要功效，是常用以治疗多种瘀滞疼痛症的药物。

川芎

性味 辛，温。

❀ **别名** 山鞠穷，香果，雀脑芎，京芎，贯芎。

❀ **来源** 伞形科藁本属植物川芎的根茎。

药用功效 活血祛瘀、行气开郁、祛风止痛，主治月经不调、经闭痛经、产后瘀滞腹痛、癥瘕肿块、胸胁疼痛、头痛眩晕、风寒湿痹、跌打损伤。

用法用量 内服：煎汤，3～10克；研末，每次1～1.5克；入丸、散。外用：研末撒。

方剂选用

治胎衣不下，因产母元气虚薄者：川芎、当归各10克，官桂20克，水煎服。

注意事项 阴虚火旺、月经过多者慎用。

郁金

性味 寒，辛，苦。

❋ 别名 马莲，帝足，黄郁，乌头。

❋ 来源 为姜科温郁金的根茎。

药用功效 活血止痛、行气解郁、清心凉血、利胆，主治胸腹胁肋诸痛、痛经、癥瘕、热病神昏、癫狂、吐血、衄血、血淋、砂淋、黄疸。

用法用量 内服：煎汤，3 ~ 10克；入丸、散。

方剂选用

治气郁血郁之胸痛：木香、郁金各适量（气郁为主，木香加倍；血郁为主，郁金加倍），均研为末，每次取10克，以老酒调下。

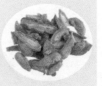

注意事项 阴虚失血者及无气滞血瘀者禁服。孕妇慎服。

姜黄

性味 温，苦、辛。

✱**别名** 宝鼎香，黄姜。
✱**来源** 为姜科姜黄属植物姜黄的根茎。

药用功效 破血行气、通经止痛，主治血瘀气滞诸症、胸腹胁痛、妇女痛经、闭经、产后瘀滞腹痛、风湿痹痛、跌打损伤、痈肿、诸疮癣初生时痛痒。

用法用量 内服：煎汤，3～10克；入丸、散。外用：研末调敷。

方剂选用

治右肋疼痛、胀满不食：姜黄片（洗）、枳壳（去瓤，麸炒）、桂心（去粗皮，不见火）各25克，甘草（炙）10克，上药均研为细末，每次服10克，以姜汤调服，热酒调服亦可，不拘时。

注意事项 血虚无气滞血瘀者及孕妇慎服。

没药

性味 平，苦。

❋ **别名** 末药。

❋ **来源** 橄榄科没药属植物没药树及同属植物树干皮部渗出的油胶树脂。

🔸 **药用功效** 祛瘀、消肿、定痛，主治胸腹痛、痛经、经闭、癥瘕、跌打肿痛、痛肿疮疡、目赤肿痛。

🔸 **用法用量** 内服：煎汤，3～10克；入丸、散。外用：研末调敷。

🔸 **方剂选用**

❶ 治小儿盘肠气痛、腰曲、干啼：没药、乳香各等份，研为末；木香磨水煎沸，每次调5克服。

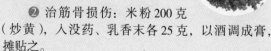

❷ 治筋骨损伤：米粉200克（炒黄），入没药、乳香末各25克，以酒调成膏，摊贴之。

🔸 **注意事项** 胃弱者、孕妇及虚证无瘀者禁服。

活血调经药

本节药物以活血调经为主要功效，常用以治疗妇科经产瘀滞症，称为活血调经药。

丹参

性味 微寒，苦。

✳ 别名 郤蝉草，赤参，木羊乳，逐马，山参。

✳ 来源 唇形科鼠尾草属植物丹参的根。

📋 药用功效 活血祛瘀、调经止痛、除烦安神、凉血消痈，主治妇女月经不调、痛经、产后瘀滞腹痛。

📋 用法用量 内服：煎汤，5～15克，大剂量可用至30克。

📋 方剂选用
　　治落胎身下有血：丹参600克，以酒5升煮取3升，每次温服1升，每日服3次。

📋 注意事项 妇女月经过多及无瘀血者禁服。孕妇慎服。反藜芦。

红花

性味 温，辛。

❋ 别名 红蓝花，刺红花，草红花。

❋ 来源 为菊科红花属植物红花的花。

❀ 药用功效 活血通经、祛瘀止痛，主治血瘀经闭、痛经、产后瘀阻腹痛、胸痹心痛、癥瘕积聚、跌打损伤、关节疼痛、中风偏瘫、斑疹。

❀ 用法用量 内服：煎汤，3～10克。养血和血宜少用，活血祛瘀宜多用。

❀ 方剂选用

❶治痛经：红花6克，鸡血藤24克，水煎，调黄酒适量服。

❷治逆经咳嗽气急：红花、黄芩、苏木各4克，天花粉3克，水煎，空腹服。

❀ 注意事项 孕妇及月经过多者禁服。

益母草 性味 微寒，辛、苦。

❋别名 萑，益母，茺蔚，益明，大札，臭秽。

❋来源 为唇形科益母草属植物益母草和细叶益母草的全草。

药用功效 活血调经、利尿消肿、清热解毒，主治月经不调、经闭、胎漏难产、胞衣不下、产后血晕。

用法用量 内服：煎汤，10～15克；熬膏或入丸、散。外用：煎水洗或鲜品捣敷。

方剂选用

❶ 治痛经：益母草 30 克，香附 9 克，水煎，冲酒服。

❷ 治产后瘀血痛：益母草、泽兰各 30 克，红番苋 120 克，酒 120 毫升，水煎服。

注意事项 阴虚血少、月经过多、瞳仁散大者均禁服。

泽兰

性味 微温，苦、辛。

❋ **别名** 虎兰，龙枣，小泽兰，虎蒲，地瓜儿苗。
❋ **来源** 为唇形科地笋属植物地笋及毛叶地笋的地上部分。

药用功效 活血化瘀、利水消肿、解毒消痈，主治妇女经闭、痛经、产后瘀滞腹痛、癥瘕、身面浮肿、跌打损伤、痈肿疮毒。

用法用量 内服：煎汤，6～12克；入丸、散。外用：鲜品捣敷或煎水熏洗。

方剂选用

❶ 治产后血虚、风肿、水肿：泽兰叶、防己等份，均研为末，每次取10克，以温酒调下。不能喝酒者，以醋汤调亦可。

❷ 治水肿：泽兰、积雪草各30克，一点红25克，水煎服。

注意事项 无血瘀或血虚者慎服。

牛膝

性味 平，苦、酸。

❋ **别名** 牛倍，牛茎，铁牛膝，脚斯蹬，杜牛膝。

❋ **来源** 为苋科牛膝属植物牛膝的根。

药用功效 补肝肾、强筋骨、活血通经、引血（火）下行、利尿通淋，主治腰膝酸痛、下肢痿软、血滞经闭、痛经、产后血瘀腹痛、癥瘕、胞衣不下、热淋、血淋、跌打损伤、痈肿恶疮、咽喉肿痛。

用法用量 内服：煎汤，5～15克；浸酒或入丸、散。外用：捣敷，捣汁滴鼻，研末撒入牙缝。

方剂选用

治腹中有物如石，痛如刺，昼夜啼呼：牛膝1000克，以酒10升浸渍，密封，于热炭火中温令味出，每次服1升，量力服之。

注意事项 孕妇及月经过多者忌用。

鸡血藤

性味 微温，苦、辛。

❋ **别名** 血风藤，马鹿藤，紫梗藤，猪血藤。

❋ **来源** 为豆科密花豆属植物密花豆的藤茎。

药用功效 活血舒筋、养血调经，主治手足麻木、肢体瘫痪、风湿痹痛、贫血、月经不调、痛经、闭经。

用法用量 内服：煎汤，10～15克，大剂量可用至30克；也可浸酒用。

方剂选用

❶ 治风湿痹痛、月经不调：鸡血藤500克，蔗糖830克，苯甲酸钠3克。口服，每日3次，每次10毫升。

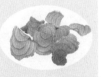

❷ 治经闭：鸡血藤、穿破石各30克，水煎服，每日1剂。

注意事项 阴虚火亢者慎用。

月季花

性味 平，淡。无毒。

❋ **别名** 四季花，月月红，胜春，斗雪红。

❋ **来源** 蔷薇科月季的干燥花。

药用功效 活血调经、消肿解毒，治月经不调、经来腹痛、跌打损伤、血瘀肿痛、痈疽肿毒。

用法用量 内服：煎汤，5 ~ 10 克；研末。外用：捣敷。

方剂选用

❶ 治月经不调：鲜月季花 30 克，开水泡服，连服数次。

❷ 治肺虚咳嗽咯血：月季花加冰糖炖服。

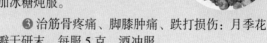

❸ 治筋骨疼痛、脚膝肿痛、跌打损伤：月季花瓣干研末，每服 5 克，酒冲服。

注意事项 不宜久服；脾胃虚寒者及孕妇慎用。

凌霄花

性味 寒，酸。

别名 紫葳花，上树蜈蚣花，倒挂金钟，女葳。

来源 为紫葳科植物凌霄或美洲凌霄的干燥花。

药用功效 凉血、化瘀、祛风，用于治疗月经不调、经闭癥瘕、产后乳肿、风疹发红、皮肤瘙痒、痤疮。

用法用量 内服：煎汤，5～10克；为散。外用：研末调涂。

方剂选用

❶ 治妇人、室女月候不通、脐腹疼痛、一切血疾：凌霄100克，当归、蓬莪术各50克，研为细末，空腹冷酒调下，隔段时间用热酒调1服。

❷ 治崩中漏下血：凌霄花研末，温酒服，日服3次。

注意事项 气血虚弱者及孕妇忌服。

活血疗伤药 本节药物可活血化瘀、消肿止痛、续筋接骨敛疮,主要适用于跌打损伤等伤科疾患。

土鳖虫

性味 寒,咸。有小毒。

❋ **别名** 地鳖虫,土元,地乌龟,虫。

❋ **来源** 鳖蠊科昆虫地鳖或冀地鳖的雌虫干燥体。

药用功效 破瘀血、续筋骨,用于治疗筋骨折伤、瘀血经闭、癥瘕块。

用法用量 内服:研末服 1 ~ 1.5 克,以黄酒送服为佳。

方剂选用

治产妇腹痛、腹中有干血着脐下,亦治经水不利:大黄 150 克、桃仁 20 枚、土鳖虫 20 个(熬,去足),研末,炼蜜和为 4 丸。以酒 1 升,煎 1 丸,顿服。

注意事项 孕妇禁用。

自然铜

性味 平，辛、苦。

※别名 石髓铅。

※来源 硫化物类矿物质黄铁矿族黄铁矿萃取物。

药用功效 散瘀止痛、接骨续筋，治跌打损伤、筋断骨折、血瘀疼痛、积聚、瘿瘤、疮疡、烫伤。

用法用量 内服：煎汤，5 ~ 15 克；入丸、散。外用：研末调敷。

方剂选用

❶ 治打扑伤：自然铜（研极细，水飞过）、当归、没药各 2.5 克，以酒调频服，仍以手按摩痛处。

❷ 治心气刺痛：自然铜火煅醋淬 9 次，研末，醋调服。

注意事项 阴虚火旺、血虚无瘀者忌服。

苏木

性味 平，甘、咸。

❋ **别名** 苏枋，苏方，苏方木，木，棕木，赤木。

❋ **来源** 豆科小乔木苏木的干燥心材。

药用功效 行血、破瘀、消肿、止痛，治妇人血气心腹痛、经闭、产后瘀血胀痛喘急、痢疾、破伤风、痈肿、扑损瘀滞作痛。

用法用量 内服：煎汤，5～15克；研末或熬膏。外用：研末撒。

方剂选用

治妇人月水不通、烦热疼痛：苏木 100 克（锉）、硇砂 25 克（研）、川大黄（末）50 克，上药，先以水 900 毫升，煎苏木至 450 毫升，去滓，入硇砂、大黄末，同熬成膏。每日空心，以温酒调下半大匙。

注意事项 血虚无瘀者不宜服。孕妇忌服。

骨碎补

性味 温，苦。

※ 别名 毛姜，猴姜，石岩姜，申姜。

※ 来源 水龙骨科骨碎补的干燥根茎。

药用功效 补肾强骨、续伤止痛，用于治疗肾虚腰痛、肾虚久泻、耳鸣耳聋、牙齿松动、跌扑闪挫、筋骨折伤、斑秃、白癜风。

用法用量 内服：煎汤，15～25 克；浸酒或入丸、散。外用：捣敷。

方剂选用

❶ 治牙痛：鲜骨碎补 100 克（去毛），打碎，加水蒸服。勿用铁器打煮。

❷ 治打扑伤损：骨碎补不以多少，生姜半之，同捣烂，以敷损处，用片帛包，干即易之。

注意事项 阴虚及无瘀血者慎服。

血竭

性味 平，甘、咸。

❋ **别名** 麒麟竭，海蜡，麒麟血，木血竭。

❋ **来源** 棕榈科植物麒麟竭果实渗出的树脂经加工制成。

药用功效 散瘀定痛、止血生肌，治跌打折损、内伤瘀痛、外伤出血不止、瘰疬、臁疮溃久不合。

用法用量 内服：研末，0.5～1.5 克；入丸剂。外用：研末撒或入膏药内敷贴。

方剂选用

治伤损筋骨，疼痛不可忍：血竭、没药、赤芍药、桂心、当归（锉，微炒）各 50 克，白芷 100 克，捣细为散，每服，以温酒调下 10 克，日服 3～4 次。

注意事项 凡血病无瘀积者不必用。

破血消癥药

凡药性峻猛、以破血逐瘀为主要功效的药物称破血消药。药性峻猛，走而不守。

莪术

性味 温，苦、辛。

❋ **别名** 蓬莪术，药，蓬莪，蓬术，莪，蓬。

❋ **来源** 为姜科莪术的根茎。

药用功效 行气、破血、消积、止痛，治心腹胀痛、积聚、宿食不消、妇女血瘀经闭、跌打损伤作痛。

用法用量 内服：煎汤，7.5～15克；入丸、散。

方剂选用

治一切冷气、抢心切痛、发即欲死、久患心腹痛时发者：莪术100克（醋煮）、木香50克（煨），为末，每服2.5克，淡醋汤下。

注意事项 气血两虚、脾胃薄弱无积滞者慎服。孕妇忌服。

三棱

性味 平，苦、辛。

❋ **别名** 草根，京三棱，红蒲根，光三棱。

❋ **来源** 黑三棱科植物黑三棱的干燥块茎。

药用功效 破血行气、消积止痛，治气血凝滞、心腹疼痛、胁下胀疼、经闭、产后瘀血腹痛、跌打损伤、疮肿坚硬。

用法用量 内服：煎汤，7.5 ~ 15 克；入丸、散。

方剂选用

治症：三棱草（切）2500克，以水 500 升，煮取 100 升，去渣，更煎取 30 升，于铜器中重煎至如稠糖，盛出，放入密器中，以酒调服，日服两次，每服常令酒气相续。

注意事项 气虚体弱、血枯经闭者及孕妇忌服。

水蛭

性味 平，咸、苦。有毒。

❈ 别名 蚂蟥，马鳖，肉钻子。

❈ 来源 环节动物水蛭科蚂蟥、水蛭或柳叶蚂蟥的全体。

💊 药用功效 破血、逐瘀、通经，用于治疗癥瘕痞块、血瘀经闭、跌打损伤。

💊 用法用量 内服：煎汤，3～9克；入丸、散，每次 0.5～1.5 克，大剂量每次 3 克。

💊 方剂选用

　　治产后血晕（血结于胸中，或偏于少腹，或连于胁肋）：水蛭（炒）、虻虫（去翅、足，炒）、没药、麝香各5克，研为末，以四物汤调下。

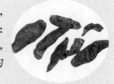

💊 注意事项 非瘀滞实证者及孕妇忌用。

穿山甲

性味 凉，咸。

❋ **别名** 山甲片，甲片。

❋ **来源** 本品为鲮鲤科动物穿山甲的鳞甲。

药用功效 消肿溃痈、搜风活络、通经下乳，治痈疽疮种、风寒湿痹、月经停闭、乳汁不通。外用止血。

用法用量 内服：煎汤，7.5 ~ 15 克；入散剂。外用：研末撒或调敷。

方剂选用

治痈疽无头：穿山甲、猪牙皂角（去皮、弦）各 50 克，共炙焦黄，为末。每用 5 克，热酒调下。其疮破，以冬瓜藤为末敷，疮干即水调敷之，诸疔疮皆可用。

注意事项 气血不足、痈疽已溃者慎服。痘疮元气不足、不能起发者不宜服。

第十四章 化痰止咳平喘类

止咳祛痰，即止住咳嗽，祛除痰浊。这里所选的都是草药，多有既止咳又祛痰的双重作用，有的还兼有平喘之功效。

温化寒痰药

本类药物多性温，味辛、苦。温以祛寒，苦能燥湿，故以温肺祛寒、燥湿化痰为主要功效。

半夏

性味 温，辛。有毒。

✳ **别名** 水半夏，姜半夏，法半夏，青半夏。
✳ **来源** 天南星科半夏的干燥块茎。

药用功效 用于痰多咳喘、痰饮眩悸、风痰眩晕、痰厥头痛。

用法用量 内服：煎汤，7.5 ~ 15 克；或入丸、散。外用：研末调敷。

方剂选用

止心痛：半夏不拘多少，香油炒，研为末，制成梧桐子大小的丸，每服 30 ~ 50 丸，姜汤下。

注意事项 阴虚燥咳、血证、燥痰者应慎用。忌与含草乌、川乌、附子制品同服。

天南星

性味 温，苦、辛。有毒。

❋ 别名 虎掌，南星，胆星，胆南星，野芋头。

❋ 来源 天南星科天南星、异叶天南星或东北天南星的块茎。

药用功效 燥湿化痰、祛风止痉、散结消肿。用于顽痰咳嗽、风疾眩晕、中风痰壅、口眼歪斜、半身不遂；生用外治痈肿、蛇虫咬伤。

用法用量 内服：煎汤，6～12克；入丸、散。

方剂选用

治咽喉作声、痰气上壅、外感风寒、内伤喜怒、六脉沉伏、指下浮盛，并宜服之，兼治痰厥气逆及气虚眩晕：天南星5克（生用），木香0.5克，川乌（生，去皮）、附子（生，去皮）各25克，均细切，每次取25克，水适量，姜15片，煎，去滓，温服，不拘时候。

注意事项 阴虚燥痰者及孕妇忌用。

白芥子

性味 温，辛。

✳ **别名** 胡芥，蜀芥。

✳ **来源** 十字花科植物白芥的干燥成熟种子。

药用功效 利气豁痰、温中散寒、通络止痛，主治寒痰喘咳，胸满胁痛，痰滞经络，关节麻木。

用法用量 内服：煎汤，5～15克；入丸、散。外用：研末调敷。

方剂选用

❶ 治风湿涎痰，结成痞块：白芥子研为末，醋调敷患处；白芥子研为末，神曲打糊丸梧子大；每服15克，清晨参枣汤下。

❷ 治反胃、吐食上气及羸弱不欲动：白芥子适量，晒干，研为末，酒服。

注意事项 肺虚咳嗽、阴虚火旺者忌服。

白前

性味 微温，辛、苦。

❋ 别名 鹅管白前，柳叶白前，浙白前，草白前。

❋ 来源 萝摩科柳叶白前的根茎。

药用功效 降气、消痰、止咳，主治肺气壅实之咳嗽痰多、胸满喘急。

用法用量 内服：煎汤，7.5 ~ 15 克。

方剂选用

❶ 治久患暇呷咳嗽，喉中作声，不得眠：白前捣为末，温酒调10 克，服。

❷ 治久嗽兼唾血：白前150克，桑白皮、桔梗各100克，甘草50 克（炙），上 4 味切，以水 2 升煮取 0.5 升，空腹顿服。若重者，十数剂。忌猪肉、海藻、菘菜。

注意事项 凡咳逆上气，咳嗽气逆，由于气虚气不归元，而不由于肺气因邪客壅实者禁用。

清热化痰药

本类药物有清化热痰、润燥化痰的功效。主治由于热痰壅肺引起的咳嗽气喘、痰多黄稠。

瓜蒌仁

性味 寒，甘、微苦。

* **别名** 蒌仁，栝蒌仁，瓜蒌子，双边瓜蒌子。
* **来源** 葫芦科栝楼或双边栝楼、大子栝楼的种子。

药用功效 清热涤痰、宽胸散结、润燥滑肠，主治肺热咳嗽、痰浊黄稠、胸痹心痛、结胸痞满。

用法用量 内服：煎汤，15～20克；入丸、散。外用：研末调敷。

方剂选用
治痰咳不止：瓜蒌仁50克、文蛤3.5克，研为末，以姜汁澄浓脚，做成丸弹子大，含之。

注意事项 脾虚便溏及湿痰、寒痰者忌用，正在服含草乌、川乌、附子制品者禁用。

桔梗

性味 平，苦。

❋ 别名 铃当花，白药，土人参，白药，利如。

❋ 来源 为桔梗科植物桔梗的根。

药用功效 宣肺、利咽、祛痰、排脓，用于咳嗽痰多、胸闷不畅，咽喉肿痛，支气管炎，肺脓疡，胸膜炎。

用法用量 内服：煎汤，5～10克；入丸、散。

方剂选用

治肺痈，咳而胸满、振寒脉数、咽干不渴、时出浊唾腥臭、久久吐脓如米粥者：桔梗50克、甘草100克，上2味，以水3升，煮取1升，温时再服，则吐脓血也。

注意事项 阴虚久嗽、气逆及咳血者忌服。

川贝母

性味 凉，苦、甘。

※ 别名 黄虻，贝母，空草，贝父，药实，苦花。

※ 来源 百合科多年生草本植物川贝母、暗紫贝母、甘肃贝母或梭砂贝母的鳞茎。前三者按性状不同分别习称"松贝""青贝""炉贝"。

药用功效 清热润肺、化痰止咳，用于治疗肺热燥咳、干咳少痰、阴虚劳嗽、咯痰带血。

用法用量 内服：煎汤，5～15克；入丸、散。外用：研末撒或调敷。

方剂选用

治肺热咳嗽多痰、咽喉中干：川贝母（去心）、杏仁（汤浸去皮、尖，炒）各75克，捣为末，炼蜜丸如弹子大，含化咽津。

注意事项 脾胃虚寒及有湿痰者不宜。脾胃虚寒及有湿痰者不宜。

前胡

性味 微寒，苦、辛。

※ 别名 土当归，野当归，独活。

※ 来源 为伞形科植物白花前胡或紫花前胡的根。

药用功效 散风清热、降气化痰，用于风热咳嗽痰多、痰热喘满、咯痰黄稠。

用法用量 内服：煎汤，7.5～15克；或入丸、散。

方剂选用

治肺热咳嗽、痰壅、气喘不安：前胡75克（去芦头），贝母（去心）、白前各50克，麦门冬75克（去心，焙），枳壳50克（去瓤、麸炒），芍药（亦者）、麻黄（去根节）各75克，大黄50克（蒸），上8味，细切，如麻豆。每服15克，以水煎取七分，去滓，食后温服，每日服两次。

注意事项 恶皂荚，畏藜芦。

黄药子

性味 平，苦。

❋ **别名** 黄药，黄药根，木药子，大苦。

❋ **来源** 薯蓣科多年生草质藤本植物黄独的块茎。

药用功效 清热解毒、凉血清瘿，用于咽喉肿痛、痈肿疮毒、蛇虫咬伤、甲状腺肿、吐血、咯血。

用法用量 内服：煎汤，7.5 ～ 15 克。外用：捣敷或研末调敷。

方剂选用

❶ 治吐血不止：黄药子 50 克（万州者），捣碎，用水煎，去滓温热服。

❷ 治鼻衄不止：黄药子 50 克，捣为散。每服 10 克，煎阿胶汤调下；良久，以新汲水调生面 1 匙投之。

注意事项 痈疽已溃不宜服。

海蛤壳

性味 平, 咸。

❋ 别名 海蛤, 蛤壳。

❋ 来源 本品为帘蛤科动物文蛤或青蛤的贝壳。

❀ 药用功效 清热、利水、化痰、软坚, 治热痰喘嗽、水肿、淋病、瘿瘤、积聚、血结胸痛、血痢、痔疮、崩漏、带下。

❀ 用法用量 内服: 煎汤, 10 ~ 20 克; 入丸、散。

❀ 方剂选用

❶ 治咳喘痰多: 海蛤壳、半夏、桑皮、苏子、贝母各 15 克, 栝楼 25 克, 水煎服。

❷ 治痰饮心痛: 海蛤壳 (烧为灰, 研极细, 过数日, 火毒散, 用之)、瓜蒌仁 (蒂穰同研) 各适量; 上以海蛤入瓜蒌内, 干湿得所为丸, 每服 50 丸。

❀ 注意事项 畏狗胆、甘遂、芫花。

止咳平喘药

本类药物其味或辛或苦或甘,其性或温或寒,其也就有宣肺、清肺、敛肺和化痰之别。

苦杏仁

性味 微温,苦。有小毒。

※ 别名 杏仁。

※ 来源 蔷薇科植物山杏、西伯利亚杏、东北杏或杏的干燥成熟种子。

药用功效 降气止咳平喘、润肠通便,用于治疗咳嗽气喘、胸满痰多、血需津枯、肠燥便秘。

用法用量 内服:4.5 ~ 9 克,生品入煎剂,宜后下。

方剂选用

治上气喘急:桃仁、苦杏仁(去皮、尖)各25克,上2味细研,水调生面少许,和丸如梧桐子大。每服10丸,生姜、蜜汤下,微利为度。

注意事项 阴虚咳嗽及大便溏泄者忌服。

苏子

性味 温，辛。

❋ 别名 黑苏子，野麻子，铁苏子。

❋ 来源 唇形科植物紫苏的干燥成熟果实。

❋ 药用功效 下气、清痰、润肺、宽肠，治咳逆、痰喘、气滞、便秘。

❋ 用法用量 内服：煎汤，7.5 ~ 15克；捣汁饮或入丸、散。

❋ 方剂选用

治气喘咳嗽、食痞兼痰：苏子、白芥子、萝卜子各适量，洗净，微炒，击碎，看何证多，则以多者为主，余次之，每剂不超过15克。若大便素实者，临服加熟蜜少许，若冬寒，加生姜3片。

❋ 注意事项 气虚久嗽、阴虚喘逆、脾虚便滑者皆不可用。

百部

性味 微温，甘、苦。

❈ 别名 百步，百部根，百条根，肥百部，咳药。

❈ 来源 百部科直立百部、蔓生百部或对叶百部的干燥块根。

药用功效 润肺止咳、杀虫，主治百日咳、肺痨咳嗽、蛲虫、阴道滴虫、头虱及疥癣。

用法用量 内服：煎汤，5～15克；浸酒或入丸、散。外用：煎水洗或研末调敷。

方剂选用

治肺寒壅嗽、微有痰：百部150克（炒）、麻黄150克（去节）、杏仁40个，上研为末，炼蜜丸如芡实大，热水化下，加松子仁50粒，糖丸之，含化。

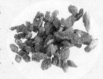

注意事项 热嗽，水亏火炎者禁用。

枇杷叶

性味 微寒，苦。

❋ 别名 巴叶。

❋ 来源 蔷薇科植物枇杷的干燥叶。

❀ 药用功效 清肺和胃、降气化痰，主治肺热痰嗽、咳血、衄血、胃热呕哕。

❀ 用法用量 内服：煎汤，7.5 ~ 15 克（鲜者 25 ~ 50 克）；熬膏或入丸、散。

❀ 方剂选用

❶ 治咳嗽，喉中有痰声：枇杷叶 25 克、川贝母 7.5 克、杏仁 10 克、广陈皮 10 克，共研为末，每服 10 克，开水送下。

❷ 治声音嘶哑：鲜枇杷叶 50 克、淡竹叶 25 克，水煎服。

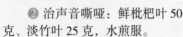

❀ 注意事项 胃寒呕吐及肺感风寒咳嗽者忌食。

白果

性味 平，甘、苦、涩，有毒。

❋ 别名 灵眼，佛指甲，佛指柑。

❋ 来源 银杏科银杏的干燥成熟种子。

❀ 药用功效 敛肺定喘、止带浊、缩小便，主治痰多喘咳、带下白浊、遗尿、尿频。

❀ 用法用量 内服：煎汤，5～15克；捣汁或入丸、散。外用：捣敷。

❀ 方剂选用

治赤白带下、下元虚惫：白果、莲肉、糯米各25克，研为末，用乌骨鸡1只，去肠盛药煮烂，空心食之。

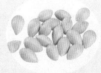

❀ 注意事项 本品有毒，不可多用，小儿尤当注意，入煎剂应捣碎。

罗汉果

性味 凉，甘。

✳ **别名** 拉汗果，假苦瓜。

✳ **来源** 葫芦科罗汉果的干燥果实。

药用功效 清热润肺、滑肠通便，用于肺火燥咳、咽痛失音、肠燥便秘。

用法用量 内服：煎汤，15 ~ 25 克。

方剂选用

❶ 治百日咳：罗汉果 1 个、柿饼 25 克，水煎服。

❷ 治高血压、高血脂：普洱茶、菊花和罗汉果各等份，研末，每 20 克包成 1 袋，沸水冲泡饮用。

❸ 治急慢性咽喉炎、咽喉部不适、声音嘶哑：罗汉果 15 ~ 30 克，开水泡，当茶饮。

注意事项 便溏者忌服。

千日红

性味 平，甘。

❋ 别名 百日红，千金红，百日白，千日白。

❋ 来源 苋科植物千日红的花序。

❋ 药用功效 清肝、散结、止咳定喘，主治头风、目痛、气喘咳嗽、痢疾、百日咳、小儿惊风、疮疡、慢性或喘息性支气管炎。

❋ 用法用量 内服：煎汤，花5～15克；全草25～50克。外用：捣敷或煎水洗。

❋ 方剂选用

❶ 治头风痛：千日红花15克、马鞭草35克，水煎服。

❷ 治气喘：千日红的花头10个，煎水，冲少量黄酒服，连服3次。

❋ 注意事项 千日红含有的千日红素会让没有哮喘病的人有困顿感，所以应注意饮服。

第十五章 安神类

安神类是以镇定精神、安定神志为主要作用的一类中药，有补心养血、安神定志的功效。

重镇安神药

本节药物属不质重的矿石药及介类药，取重则能镇，可用于治疗心神不宁等症。

朱砂

性味 凉，甘。有毒。

※ 别名 丹粟，丹砂，赤丹，汞沙，辰砂。

※ 来源 为硫化物类辰砂族矿物辰砂。

药用功效 安神定惊、明目解毒，主治癫狂、惊悸、心烦、失眠、眩晕、目昏、肿毒、疮疡、疥癣。

用法用量 内服：研末，0.5～1.5 克；入丸、散或拌染他药同煎。外用：和他药研末干撒。

方剂选用

治喜怒无极、发狂：朱砂、白矾、郁金各适量，研为末，蜜丸，薄荷汤送下 10 丸。

注意事项 不宜久服、多服。

磁石

性味 寒，咸。

※ 别名 玄石，磁君，慈石，元武石，吸铁石。

※ 来源 氧化物类矿物磁铁矿的矿石。

药用功效 平肝潜阳、聪耳明目、镇惊安神、纳气平喘，用于治疗头晕目眩、视物昏花、耳鸣耳聋、惊悸失眠、肾虚气喘。

用法用量 内服：煎汤，15 ~ 50 克；入丸、散。外用：研末敷。

方剂选用

治肾藏风虚、眼生黑花：神曲 200 克、磁石 100 克、光明砂 50 克，以上 3 味，末之，炼蜜为丸，如梧子。饮服 30 丸，日服 3 次，不禁。

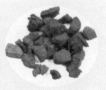

注意事项 恶牡丹、莽草，畏黄石脂。

琥珀

性味 平，甘。

❋ **别名** 育沛，虎珀，虎魄，江珠，兽魄，顿牟。

❋ **来源** 古代松科松属植物的树脂，埋藏地下经年久转化而成的化石样物质。从地下挖出称"琥珀"，从煤中选出的称"煤珀"。

药用功效 安神镇惊、活血利尿，用于心悸失眠、惊风抽搐、癫痫、小便不利、尿血、尿痛。

用法用量 内服：研末，1～3克；入丸、散。外用：研末点眼或撒。

方剂选用

❶ 治小儿胎惊：琥珀、防风各5克，朱砂2.5克，研为末，猪乳调，入口中。

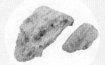

❷ 治目中翳：琥珀研为细末，点目中。

注意事项 阴虚内热及无瘀滞者忌服。

珍珠

性味 寒，甘、咸。

※ 别名 真朱，真珠，蚌珠，珠子，濂珠。

※ 来源 珍珠贝科动物马氏珍珠贝、蚌科动物三角帆蚌或褶纹冠蚌等双壳类动物受刺激形成的珍珠。

药用功效 镇心安神、养阴熄风、清热坠痰、去翳明目，主治惊悸、怔忡、癫痫、惊风搐搦、烦热消渴、喉痹口疳、目生翳障、疮疡久不收口。

用法用量 内服：研末，每次 0.3 ～ 1 克，多入丸、散，不入汤剂。外用：研末干撒、点眼或吹喉。

方剂选用

治小儿惊啼及夜啼不止：珍珠末、伏龙肝、丹砂各 0.5 克，麝香 5 克，同研如粉，炼蜜和丸如绿豆大。候啼即温水下 1 丸，量大小以意加减。

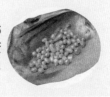

注意事项 病不由火热者勿用。

养心安神药

本类药物具有养心益阴、安神定志等功效，常用于阴血不足所致的心悸、失眠等症。

酸枣仁

性味 平，甘、酸。

❈ 别名 枣仁，酸枣核。

❈ 来源 鼠李科酸枣的干燥成熟种子。

药用功效 补肝、宁心、敛汗、生津，主治虚烦不眠、惊悸多梦、体虚多汗、津伤口渴。

用法用量 内服：煎汤，10～25 克；入丸、散。

方剂选用

治虚劳虚烦，不得眠：酸枣仁 2000 克、甘草 50 克、知母 100 克、茯苓 100 克、芎䓖 100 克，上 5 味，以水 8 升，纳诸药煮取 3 升，分温 3 服。

注意事项 凡有实邪及滑泄者慎服。

远志

性味 温，苦，辛。

✳ 别名 葽绕，棘菀，苦远志。

✳ 来源 远志科远志属远志或卵叶远志的干燥根。

药用功效 安神益智、祛痰、解郁，主治惊悸、健忘、梦遗、失眠、咳嗽多痰、痈疽疮肿。

用法用量 内服：煎汤，5 ~ 15 克；浸酒或入丸、散。

方剂选用

❶ 治神经衰弱、健忘心悸、多梦失眠：远志（研粉），每服 5 克，每日两次，米汤冲服。

❷ 治久心痛：远志（去心）、菖蒲（细切）各 50 克，上 2 味，粗捣筛，每服 15 克，水煎，去滓，不拘时温服。

注意事项 心肾有火，阴虚阳亢者忌服。

合欢皮

性味 平，甘。

❋ 别名 合昏皮，夜合皮，合欢木皮。
❋ 来源 为豆科植物合欢的树皮。

药用功效 解郁、和血、宁心、消痈肿，主治心神不安、忧郁失眠、肺痈、痈肿、瘰疬、筋骨折伤。

用法用量 内服：煎汤，7.5～15克；入散剂。外用：研末调敷。

方剂选用

❶ 治咳有微热，烦满，胸心甲错，是为肺痈：合欢皮手掌大1片，细切，以水3升，煮取1升，分3次服用。

❷ 治打扑伤损筋骨：合欢皮200克（炒干，末之），麝香、乳香各5克，每服15克，温酒调，不饥不饱时服。

注意事项 孕妇慎用。

首乌藤

性味 平，甘、微苦。

✳ 别名 棋藤，夜交藤。

✳ 来源 蓼科植物何首乌的干燥藤茎。

药用功效 养血安神、祛风通络，用于治疗失眠多梦、血虚身痛、风湿痹痛、皮肤瘙痒等症。

用法用量 内服：煎汤，10～20克。外用：煎水洗或捣敷。

方剂选用

治彻夜不寐，间日轻重，如发疟：首乌藤20克（切）、珍珠母40克、龙齿10克、柴胡5克（醋炒）、薄荷5克、生地30克、当归身10克、白芍7.5克（酒炒）、丹参10克、柏子仁10克、夜合花10克、沉香2.5克、红枣10枚，水煎服。

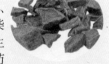

注意事项 躁狂属实火者慎服。

灵芝

性味 温，淡。

＊别名 赤芝，红芝，木灵芝，菌灵芝，灵芝草。

＊来源 为多孔菌科赤芝或紫芝的干燥子实体。

药用功效 益精、补肾、祛风，主治虚劳、咳嗽、气喘、失眠、消化不良。

用法用量 内服：研末，2.5～5克；浸酒服。

方剂选用

❶ 神经衰弱、高血压：灵芝6～9克，水煎服。

❷ 迁延性肝炎：灵芝6克、甘草4.5克，水煎服。

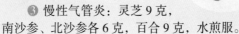

❸ 慢性气管炎：灵芝9克，南沙参、北沙参各6克，百合9克，水煎服。

注意事项 畏扁青、茵陈蒿。

第十六章 平肝熄风类

以平降肝阳、熄风止痉为主要作用的一类中药，称为平肝熄风药。平肝熄风药多属咸寒之品，有抑制肝阳上亢，缓解痉挛抽搐的功效。

平抑肝阳药

本类药物主要用于治疗肝火上攻之面红平赤、头痛头昏、烦躁易怒等症

石决明

性味 平，咸。

❀ **别名** 珠母，鳆鱼甲，九孔螺，鲍鱼皮。

❀ **来源** 鲍科动物杂色鲍、皱纹盘鲍等的贝壳。

🔲 **药用功效** 平肝潜阳、除热明目，治风阳上扰、头痛眩晕、惊搐、青盲内障。

🔲 **用法用量** 内服：煎汤（宜久煎），15～50克；或入丸、散。外用：研末水飞点眼。

🔲 **方剂选用**

　　治风毒气攻入头、眼昏暗：石决明、羌活（去芦头）、草决明、菊花各50克，甘草25克（炙锉），捣为散，每服10克，水煎，和滓，食后临卧温服。

🔲 **注意事项** 畏旋覆花，反云母。

珍珠母

性味 凉，咸。

* **别名** 真珠母，明珠母。

* **来源** 本品为蚌科动物三角帆蚌、褶纹冠蚌的蚌壳或珍珠贝科动物马氏珍珠贝除去角质层的贝壳经煅烧而成。

药用功效 平肝、潜阳、定惊、止血，主治头眩、耳鸣、心悸、失眠、癫狂、惊痫、吐血、衄血、妇女血崩。

用法用量 内服：煎汤，15 ~ 50 克；入丸、散。

方剂选用

❶ 治肝阳上升、头晕头痛、眼花耳鸣、面颊燥热：珍珠母50克，制女贞、旱莲草各15克，水煎服。

❷ 治心悸失眠：珍珠母50克、远志5克、酸枣仁15克、炙甘草7.5克，水煎服。

注意事项 胃寒者慎服。

牡蛎

性味 微寒，咸。

别名 蛎蛤，左顾牡蛎，牡蛤，蛎房，海蛎子壳。

来源 本品为牡蛎科动物长牡蛎、大连湾牡蛎或近江牡蛎的贝壳。

药用功效 敛阴潜阳、止汗涩精、化痰软坚，主治惊痫、眩晕、自汗、盗汗、遗精、淋浊、崩漏、带下、瘰疬、瘿瘤。

用法用量 内服：煎汤，15 ~ 50克；入丸、散。外用：研末干撒、调敷或做扑粉。

方剂选用

❶治眩晕：牡蛎30克、龙骨30克、菊花15克、枸杞子20克、何首乌20克，水煎服。

❷治百合病、渴不瘥者：栝蒌根、牡蛎（熬），等份，研为细末，饮服，日服3次。

注意事项 凡病虚而多热者宜用，虚而有寒者忌用。

熄风止痉药

本类药物适用于血虚生风等所致之眩晕欲仆、项强肢颤、痉挛抽搐等症。

羚羊角

性味 寒，咸。

※ 别名 高鼻羚羊。

※ 来源 牛科动物赛加羚羊的角。

药用功效 平肝息风、清肝明目、散血解毒，用于治疗高热惊痫、神昏惊厥、子痫抽搐。

用法用量 内服：磨汁，1.5 ~ 2.5 克；煎汤，2.5 ~ 5 克；入丸、散。

方剂选用

治偏风、手足不随、四肢顽痹：羚羊角 50 克（镑）、独活 100 克（去芦头）、乌头 1.5 克、防风 0.5 克，锉如麻豆。以水煎，去滓，分温两次服，每服 25 克。

注意事项 肝经无热者不宜。

牛黄

性味 凉，苦、甘。

❋ 别名 犀黄，各一旺。

❋ 来源 为牛科野牛属动物黄牛的胆囊、胆管、肝管中的结石，或在活牛体内培植的牛黄（人工培植牛黄），或从牛、猪、羊等动物胆汁中用化学方法生产的"人工合成牛黄"。

药用功效 清心豁痰、开窍凉肝、息风解毒，用于治疗热病神昏、中风痰迷、惊痫抽搐。

用法用量 内服：入丸、散，0.25～0.75克。外用：研末撒或调敷。

方剂选用

治热入血室、发狂不认人者：牛黄12.5克、朱砂15克、猪脑5克、郁金15克、甘草5克、牡丹皮15克，以上研为细末，炼蜜为丸，如皂子大。新水化下。

注意事项 孕妇慎服。

地龙

性味 寒，咸。

※ 别名 土地龙，土龙，蚯蚓，曲蟮，蛐蟮。
※ 来源 钜蚓科动物参环毛蚓的干燥全体。

药用功效 清热定惊、通络、平喘、利尿，主治乙性脑炎、流行性脑脊髓膜炎、猩红热、类风湿性关节炎、肺脓疡、支气管扩张、肺气肿。

用法用量 内服：煎汤，7.5 ~ 15 克；入丸，散。
外用：捣烂、化水或研末调敷。

方剂选用

治小儿急慢惊风：白颈蚯蚓，不拘多少，去泥焙干，研为末，加朱砂等份，糊为丸，金箔为衣，如绿豆大。每服 1 丸，白汤下。

注意事项 畏葱、盐。伤寒非阳明实热狂躁者不宜用，温病无壮热及脾胃虚弱者不宜用。

天麻

性味 平，甘。

✹ 别名 明天麻，赤箭根，定风草，独采芝，水洋芋，鬼督邮，冬彭。

✹ 来源 兰科寄生草本天麻的干燥块茎。

✹ 成分 块茎含香荚兰醇。并含对羟基苯甲醇、对羟基苯甲醛、琥珀酸及 β－谷甾醇等。从天麻块茎中亦分离得到天麻苷、对羟基苯甲醇和 β－谷甾醇，此外还分离得到胡萝卜苷、柠檬酸、柠檬酸单甲酯、棕榈酸等。

药用功效 平肝熄风、止痉，主治头痛眩晕、肢体麻木、小儿惊风、癫痫抽搐、破伤风症。

用法用量 内服：煎汤，7.5～15克；入丸、散。

方剂选用

① 治偏正头痛、首风攻注、眼目肿疼昏暗、头目旋运、起坐不能：天麻75克、附子50克（炮制，去

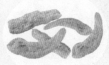

皮、脐）、半夏 50 克（汤洗 7 遍，去滑）、荆芥穗 25 克、木香 25 克、桂 0.5 克（去粗皮）、川芎 25 克，上 7 味，捣罗为末，入乳香匀和，滴水为丸如梧桐子大。每服 5 丸，渐加至 10 丸，茶清下，日 3 次。

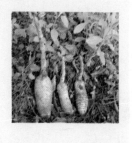

❷ 消风化痰、清利头目、宽胸利膈，治心忪烦闷、头晕欲倒、项急、肩背拘倦、神昏多睡、肢节烦痛、皮肤瘙痒、偏正头痛、鼻齆、面目虚浮：天麻 25 克、川芎 100 克，研为末，炼蜜丸如芡子大。每食后嚼 1 丸，茶酒下。

❸ 治中风手足不遂、筋骨疼痛、行步艰难、腰膝沉重：天麻 100 克，地榆 50 克，没药 1.5 克（研），玄参、乌头（炮制，去皮、脐）各 50 克，麝香 0.5 克（研），上 6 味，除麝香、没药细研外，同捣罗为末，与研药拌匀，炼蜜和丸如梧桐子大。每服 20 丸，温酒下，空心晚食前服。

注意事项 使御风草根，勿使天麻，二件若同用，即令人有肠结之患。

全蝎

> **性味** 平, 辛。有毒。

※ 别名 全虫, 蝎子。

※ 来源 钳蝎科东亚钳蝎的干燥全体。

药用功效 熄风镇痉、攻毒散结, 主治小儿惊风、抽搐痉挛、半身不遂、破伤风症、风湿顽痹、偏正头痛、疮疡、瘰疬。

用法用量 内服: 煎汤, 全蝎 4 ~ 7.5 克, 蝎尾 1.5 ~ 2.5 克; 入丸、散。外用: 研末调敷。

方剂选用

治天钓惊风、翻眼向上: 干蝎 1 个 (瓦炒好), 朱砂 3 个 (绿豆大), 为末, 饭丸, 绿豆大, 外以朱砂少许, 同酒化下 1 丸。

注意事项 本品有毒, 用量不宜过大, 孕妇慎用, 血虚生风者忌服。

蜈蚣

性味 温，辛。有毒。

❋ 别名 蝍蛆，吴公，天龙，百脚，嗷高姆。

❋ 来源 蜈蚣科动物少棘蜈蚣的干燥体。

药用功效 熄风镇痉、攻毒散结、通络止痛，用于治疗小儿惊风、抽搐痉挛、半身不遂、破伤风症、风湿顽痹、偏正头痛、疮疡、瘰疬、毒蛇咬伤。

用法用量 内服：煎汤，0.25～0.75 克，入丸、散。外用：研末调敷。

方剂选用

治中风抽掣及破伤后受风抽掣者：生箭芪 30 克、当归 20 克、羌活 10 克、独活 10 克、全蝎 10 克、全蜈蚣大者 2 条，煎汤服。

注意事项 孕妇忌服。

僵蚕

性味 凉，苦、辛。

※ 别名 白僵蚕。

※ 来源 蚕蛾科昆虫4～5龄的幼虫感染（或人工接种）白僵菌而致死的干燥体。

药用功效 祛风定惊、化痰散结，用于治疗惊风抽搐、咽喉肿痛、颌下淋巴结炎、面神经麻痹、皮肤瘙痒。

用法用量 内服：煎汤，7.5～15克；入丸、散。外用：研末撒或调敷。

方剂选用

治小儿惊风：白僵蚕、蝎梢等份，天雄尖、附子茶共5克（微炮过），为细末，每服一剂或2.5克，以生姜温水调合灌之。

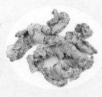

注意事项 女子崩中、产后余痛不宜用。

第十七章

补虚类

以补充人体精微物质、增强机能，从而提高人体抗病能力、消除虚弱证候为主要功效的药物，称为补虚药。

补气药

本节药物主治气虚症。用药时应注意补中有行，即补补气之中酌加行气之品，避免呆补滞气。

白术

性味 温，苦、甘。

* **别名** 术，山芥，山姜，山连。
* **来源** 为菊科植物白术的干燥根茎。

药用功效 补脾、益胃、燥湿、和中、安胎，主治脾胃气弱、不思饮食、倦怠少气、虚胀、泄泻。

用法用量 内服：煎汤，7.5～15克；熬膏或入丸、散。

方剂选用 治脾虚胀满：白术 100 克、陈皮 200 克，为末，酒糊丸，梧子大。每食前木香汤送下 30 丸。

注意事项 阴虚燥渴、气滞胀闷者忌服。

人参

性味 温，甘、微苦。

❋ 别名 鬼盖，人衔，神草，土精，地精等。

❋ 来源 为五加科草本人参的干燥根。

❋ 药用功效 大补元气、固脱生津、安神，治劳伤虚损、食少、倦怠、反胃吐食、大便滑泄、虚咳喘促、自汗暴脱、惊悸、健忘、一切气血津液不足之证。

❋ 用法用量 内服：煎汤，2.5 ~ 15 克，大剂量15 ~ 50 克；亦可熬膏或入丸、散。

❋ 方剂选用

治营卫气虚、脏腑怯弱：人参（去芦）、白术、茯苓（去皮）、甘草（炙）各等份，为细末，每服10 克，水煎，通口服，不拘时，入盐少许，白汤点亦得。常服温和脾胃，进益饮食，辟寒邪瘴雾气。

❋ 注意事项 实证、热证患者忌服。

山药

性味 平，甘。

❋**别名** 怀山药，淮山药，山菇。
❋**来源** 薯蓣科薯蓣的根茎。

🍃**药用功效** 健脾补肺、固肾益精、补不足、清虚热，主治脾虚泄泻、久痢、虚劳咳嗽、糖尿病、遗精、带下、小便频数、食欲不振、遗尿。

🍃**用法用量** 煎汤，干品 10～30 克。

🍃**方剂选用**

❶ 治子宫脱垂、遗精、脾虚泄泻、消渴：每晨煮食山药 120 克。

❷ 固肠止泻，适用于脾虚泄泻：山药 20 克、粳米 30 克，共研末煮成糊状食用。

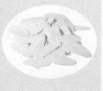

🍃**注意事项** 感冒、温热、实邪及肠胃积滞者忌用。

甘草

性味 平，甘。

※别名 蜜草，甜草，甜甘草，粉甘草，灵通。

※来源 豆科甘草、胀果甘草或光果甘草的干燥根及根茎。

药用功效 补脾益气、清热解毒、祛痰止咳、缓急止痛、调和诸药，主治痈肿疮毒、咳嗽咽痛。

用法用量 内服：煎汤，2.5 ~ 15 克；入丸、散。外用：研末擦或煎水洗。

方剂选用

治荣卫气虚、脏腑怯弱、心腹胀满、全不思食、肠鸣泄泻、呕哕吐逆：人参（去芦）、茯苓（去皮）、甘草（炙）、白术各等份，为细末，每服 10 克，水煎，通口服，不拘时。入盐少许，白汤点亦得。

注意事项 不宜与大戟、芫花、甘遂同用。实证中满腹胀者忌服。

大枣

性味 温，甘。

❋ 别名 红枣，小枣，枣子。
❋ 来源 为鼠李科植物枣的果实。

❀ 药用功效 补中益气、养血安神，用于脾虚食少、乏力便溏、妇人脏躁。

❀ 用法用量 煎汤，10 ~ 30 克；捣烂做丸。外用：煎水洗或烧存性研末调敷。

❀ 方剂选用

❶ 治反胃吐食：大枣 1 枚（去核），斑蝥 1 枚（去头翅）入内喂热，去蝥，空腹食之，白汤下。

❷ 补气：大枣 10 枚，蒸软去核，配人参 5 克，布包，藏饭锅内蒸烂，捣匀为丸，如弹子大，收贮用之。

❀ 注意事项 凡有湿痰、积滞、齿病、虫病者，均不宜服。

补阳药 主疗阳虚症的药物称为补阳药。因补阳药多与肾脏关系密切，所以本节药物多偏温燥，阴虚火旺者应避免妄用。

仙茅

性味 热，辛。有毒。

✱ 别名 仙茅根，仙茅参，地棕根，独茅根。
✱ 来源 石蒜科仙茅的干燥根茎。

🔅 药用功效 补肾阳、强筋骨、祛寒湿，主治阳痿精冷、筋骨痿软、腰膝冷痹、阳虚冷泻。

🔅 用法用量 内服：煎汤，7.5 ~ 15 克；入丸、散。外用：捣敷。

🔅 方剂选用

❶ 治阳痿、耳鸣：仙茅、金樱子根及果实各 25 克，炖肉吃。

❷ 治老年遗尿：仙茅 50 克，泡酒服。

🔅 注意事项 阴虚火旺者忌服。

巴戟天

性味 温，辛、甘。

* **别名** 巴戟，鸡肠风，兔子肠，三角藤。
* **来源** 为茜草科植物巴戟天的根。

药用功效 补肾阳、壮筋骨、祛风湿，治阳痿、少腹冷痛、小便不禁、子宫虚冷、风寒湿痹、腰膝酸痛。

用法用量 内服：熬汤，7.5～15克；入丸、散；浸酒或熬膏。

方剂选用

　　治妇人子宫久冷，月脉不调，或多或少，赤白带下：巴戟天150克，良姜300克，紫金藤500克，盐100克，肉桂（去粗皮）、吴茱萸各200克，为末，酒糊为丸。每服20丸，暖盐酒送下，盐汤亦得。日午、夜卧各1服。

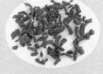

注意事项 阴虚火旺者忌服。

鹿茸

性味 温，甘、咸。

✳ **别名** 斑龙珠。

✳ **来源** 鹿科动物梅花鹿或马鹿的雄鹿未骨化密生茸毛的幼角。前者习称"花鹿茸"，后者习称"马鹿茸"。

药用功效 壮肾阳、益精血、强筋骨、调冲任、托疮毒，用于治疗阳痿滑精、宫冷不孕、羸瘦。

用法用量 内服：研末，1.5～4克；入丸、散；亦可浸酒。

方剂选用

治精血俱虚、营卫耗损、潮热自汗、怔忡惊悸、肢体倦乏、一切虚弱之症：鹿茸（酒蒸）、附子（炮）各50克，细切，分作4付，水适量，生姜10片，煎后去渣，食前温服。

注意事项 阴虚阳盛者忌用。

肉苁蓉

性味 温，甘、咸。

❋ **别名** 大芸，苁蓉，肉松蓉，甜苁蓉，咸苁蓉。

❋ **来源** 列当科肉苁蓉的带鳞片的肉质茎。

🍵 **药用功效** 补肾阳、益精血、润肠通便，用于治疗阳痿、不孕、腰膝酸软、筋骨无力、肠燥便秘。

🍵 **用法用量** 内服：煎汤，10 ~ 15克；入丸剂。

🍵 **方剂选用**

❶ 治男子五劳七伤，阳痿不起，积有十年，痒湿，小便淋沥，溺时赤时黄：肉苁蓉、菟丝子、蛇床子、五味子、远志、续断、杜仲各2克，捣筛，蜜和为丸如梧子，平旦服5丸，日再。

❷ 强筋健髓：肉苁蓉、鳝鱼适量，为末，黄精酒丸服之。

🍵 **注意事项** 胃弱便溏、相火旺者忌服。

锁阳

性味 温，甘。

❋ **别名** 不老药，锈铁棒，地毛球，锁严子。

❋ **来源** 锁阳科锁阳的干燥肉质茎。

药用功效 补肾润肠，治阳痿、尿血、血枯便秘、腰膝痿弱。

用法用量 内服：煎汤，7.5～15克；入丸、散或熬膏。

方剂选用

❶ 治阳痿、早泄：锁阳25克，党参、山药各20克，覆盆子15克，水煎服。

❷ 治老年气弱阴虚、大便燥结：锁阳、桑葚子各25克，水煎取浓汁，加白蜂蜜50克，分两次服。

注意事项 泄泻及阳易举而精不固者忌之。大便滑、精不固、火盛便秘、心虚气胀者皆禁用。

冬虫夏草

性味 平，甘。

❋ **别名** 冬虫草，菌虫草，虫草。

❋ **来源** 麦角菌科冬虫夏草菌寄生在蝙蝠蛾科昆虫幼虫上的子座及幼虫尸体的复合体。

🏵 **药用功效** 补肺益肾、止血化痰，主治久咳虚喘、劳嗽咯血、阳痿遗精、腰膝酸痛。

🏵 **用法用量** 煎服或炖服，3～9克。

🏵 **方剂选用**

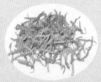

❶ 治病后虚损：冬虫夏草5枚、老雄鸭1只，去鸭肚杂，将鸭头劈开，纳药于中，仍以线扎好，加酱油、酒如常蒸烂食之。

❷ 治虚喘：冬虫夏草50克，配老雄鸭蒸服。

❸ 治贫血、阳痿、遗精：冬虫夏草50克，炖肉或炖鸡服。

🏵 **注意事项** 有表邪者慎用。

紫河车

性味 温，甘、咸。

❋ 别名 胞衣，混沌皮，混元丹，胎衣，混沌衣。

❋ 来源 本品为人科健康产妇的胎盘。

药用功效 温肾补精、益气养血，用于治疗虚劳羸瘦、骨蒸盗汗、咳嗽气喘、食少气短、阳痿遗精、不孕少乳。

用法用量 内服：研末，4 ~ 7.5 克；入丸剂。

方剂选用

治五劳七伤、吐血虚瘦：初生紫河车1具，长流水洗去恶血，待清汁出乃止，以酒煮烂，捣如泥，入白茯神末，和丸梧子大，每米饮下100丸。

注意事项 凡有表邪及实证者禁服。脾虚湿困纳呆者慎服。

沙苑子

| **性味** 温，甘。 |

❋ 别名 沙苑蒺藜，同州白蒺藜，沙苑白蒺藜，沙苑蒺藜子，潼蒺藜，沙蒺藜，夏黄草。

❋ 来源 豆科植物扁茎黄芪的干燥成熟种子。

📖 药用功效 补肝、益肾、明目、固精，治肝肾不足、腰膝酸痛、目昏、遗精早泄、小便频数、遗尿、尿血、白带。

📖 用法用量 内服：煎汤，10 ~ 15 克；入丸、散。

📖 方剂选用

　　治精滑不禁：沙苑子（炒）、芡实（蒸）、莲须各 100 克，龙骨（酥炙）、牡蛎（盐水煮 1 日 1 夜，煅粉）各 50 克，共为末，莲子粉糊为丸，盐汤下。

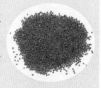

📖 注意事项 相火炽盛、阳强易举者忌服。

补血药

本节为主治血虚症的药物。且药性多黏腻，应适当配伍健胃消化的药物，以免影响食欲。

当归

性味 温，甘、辛。

✳ 别名 干归。

✳ 来源 为伞形科植物当归的根。

🏵 药用功效 补血和血、调经止痛、润燥滑肠，治月经不调、经闭腹痛、瘕结聚、崩漏、血虚头痛。

🏵 用法用量 内服：煎汤，7.5～15克；浸酒、熬膏或入丸、散。

🏵 方剂选用 治室女月水不通：当归（切，焙）50克，干漆（炒烟出）、川芎各25克，捣罗为末，炼蜜和丸如梧桐子大。每服20丸，温酒下。

🏵 注意事项 湿阻中满及大便溏泄者慎服。

熟地

性味 微温，甘。

❋ **别名** 熟地黄。

❋ **来源** 为玄参科地黄的根茎，经加工蒸晒而成。

🔘 **药用功效** 滋阴、补血，治阴虚血少、腰膝痿弱、劳嗽骨蒸、遗精、崩漏、月经不调、消渴。

🔘 **用法用量** 内服：煎汤，20～50克；入丸、散；熬膏或浸酒。

🔘 **方剂选用**

　　治诸虚不足、腹胁疼痛、失血少气、不欲饮食，及妇人经病、月事不调：熟地（切，焙）、当归（去苗，切，焙）各等份，为细末后，炼蜜和丸梧桐子大，每服30粒，食前白汤下。

🔘 **注意事项** 脾胃虚弱、气滞痰多、腹满便溏者忌服。

白芍

性味 凉，苦、酸。

❋ 别名 金芍药，白芍药。

❋ 来源 毛茛科多年生草本植物芍药的根。

药用功效 养血柔肝、缓中止痛、敛阴收汗，治胸腹胁肋疼痛、泻痢腹痛、自汗盗汗、阴虚发热、月经不调、崩漏、带下。

用法用量 内服：煎汤，10～20克；入丸、散。

方剂选用

治下痢便脓血、里急后重，下血调气：白芍50克，当归、黄连、黄芩各25克，槟榔、木香、甘草（炒）各10克，大黄15克，官桂12.5克，细切，每服25克，水适量，煎，食后温服。

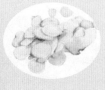

注意事项 虚寒腹痛泄泻者慎服。

何首乌

性味 微温，苦、甘、涩。

✳ 别名 野苗，交茎，交藤，夜合，桃柳藤等。

✳ 来源 为蓼科植物何首乌的干燥块茎。

药用功效 补肝、益肾、养血、祛风，治肝肾阴亏、发须早白、血虚头晕、腰膝软弱、筋骨酸痛、遗精、崩带、久疟、久痢、慢性肝炎、痈肿、肠风、痔疾。

用法用量 内服：煎汤，15～25克；熬膏、浸酒或入丸、散。外用：煎水洗、研末撒或调涂。

方剂选用

治久疟阴虚、热多寒少，以此补而截之：何首乌适量，为末，加鳖血为丸，黄豆大，辰砂为衣，临发，五更白汤送下两丸。

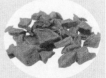

注意事项 孕妇慎用。

阿胶

性味 平，甘。

※ 别名 驴皮胶，二泉胶，傅致胶，盆覆胶。

※ 来源 马科驴的皮经煎煮、浓缩制成的固体胶。

药用功效 补血、止血、滋阴润燥，主治眩晕、心悸失眠、久咳、咯血、衄血、吐血、尿血、便血、崩漏、月经不调等症。

用法用量 内服：黄酒或开水烊化，7.5 ~ 15 克；煎汤或入丸、散。

方剂选用

治妇人漏下不止：阿胶、鹿茸各 15 克，乌贼骨、当归各 100 克，蒲黄 50 克，上 5 味治下筛。空腹酒服，日 3 次，夜再服。

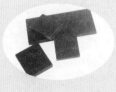

注意事项 本品性滋腻，有碍消化，胃弱便溏者不宜用。

龙眼肉

性味 温，甘。

❋别名 益智，蜜脾，龙眼干。

❋来源 无患子科植物龙眼的假种皮。

药用功效 补益心脾、养血安神，用于治疗气血不足、心悸怔忡、健忘失眠、血虚萎黄。

用法用量 内服：煎汤，10 ~ 25 克；熬膏、浸酒或入丸剂。

方剂选用

治思虑过度、劳伤心脾、健忘怔忡：白术、茯苓（去木）、黄芪（去芦）、龙眼肉、酸枣仁（炒，去壳）各50克，人参、木香（不见火）各25克，甘草（炙）12.5克，以上细切，每服200克，加水适量、生姜5片、枣1枚，煎后去滓温服，不拘时候。

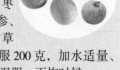

注意事项 内有痰火及湿滞停饮者忌服。

补阴药

本节药物主治阴虚，且本节药物多具滋腻之性，使用时仍应注意防止阻碍脾胃运化，避免呆补。

北沙参

性味 凉，甘、苦、淡。

* **别名** 莱阳参，海沙参，银沙参，辽沙参。
* **来源** 伞形科植物珊瑚菜的干燥根。

药用功效 养阴清肺、祛痰止咳，治肺热燥咳、虚痨久咳、阴伤咽干、口渴。

用法用量 内服：煎汤，15～25克；熬膏或入丸剂。

方剂选用

治一切阴虚火炎、似虚似实、逆气不降、消气不升、烦渴咳嗽、胀满不食：北沙参25克，水煎服。

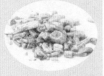

注意事项 风寒作嗽及肺胃虚寒者忌服。

南沙参

性味 微寒，甘。

❋ **别名** 白沙参，白参，空沙参，沙参，泡参。

❋ **来源** 桔梗科沙参的根。

🔷 **药用功效** 养阴清肺、化痰、益气，主治肺阴虚的燥热咳嗽，症见干咳少痰，或痰黏不易咯出，热病后气津不足或脾胃虚弱。

🔷 **用法用量** 内服：熬汤，15 ~ 25克（鲜者50 ~ 150克）；入丸、散。

🔷 **方剂选用**

❶ 治肺热咳嗽：南沙参25克，水煎服之。

❷ 治失血后脉微手足厥冷之症：南沙参浓煎，频频而少少饮服。

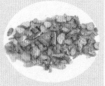

🔷 **注意事项** 不能与含藜芦制品同服。风寒作嗽者忌服。

天门冬

性味 寒，甘、苦。

❋ **别名** 大当门根，天冬。
❋ **来源** 为百合科植物天门冬的干燥块茎。

药用功效 滋阴、润燥、清肺、降火，主治阴虚发热、咳嗽吐血、肺痿、肺痈、咽喉肿痛、消渴、便秘。

用法用量 内服：煎汤，10～20克；熬膏或入丸、散。

方剂选用

治血虚肺燥、皮肤拆裂及肺痿咳脓血症：天门冬新掘者不拘多少，洗净，去心、皮，细捣，绞取汁澄清，以布滤去粗滓，用银锅或砂锅慢火熬成膏，每用1～2匙，空腹温酒调服。

注意事项 虚寒泄泻及外感风寒致嗽者皆忌服。

枸杞

性味 平，甘。

✳ **别名** 枸忌，枸杞果，狗牙子等。

✳ **来源** 为茄科植物宁夏枸杞的干燥果实。

药用功效 滋肾、润肺、补肝、明目，治肝肾阴亏、腰膝酸软、头晕、目眩、目昏多泪、虚劳咳嗽、消渴、遗精。

用法用量 内服：煎汤，10 ~ 20 克；熬膏、浸酒或入丸、散。外用：煎水洗或捣汁滴眼。

方剂选用

治肝肾不足、眼目昏暗或干涩眼痛：熟地黄、山萸肉、茯苓、山药、丹皮、泽泻、枸杞子、菊花各适量，炼蜜为丸，如梧桐子大。每服39 ~ 50丸，温酒或盐汤调下，空腹服。

注意事项 外邪实热、脾虚有湿及泄泻者忌服。

银耳

性味 平，甘、淡。

❋别名 白耳子，雪耳。

❋来源 真菌类银耳科银耳属植物银耳以子实体入药。

📖药用功效 滋阴、润肺、养胃、生津，治虚劳咳嗽、痰中带血、虚热口渴。

📖用法用量 内服：煎汤，5～15克。

📖方剂选用

润肺，止咳，滋补：银耳、竹参各10克，淫羊藿5克，先将银耳及竹参用冷水发胀，取出，加水1小碗及冰糖、猪油适量调和，最后取淫羊藿稍加碎截，置碗中共蒸，服时去淫羊藿渣，竹参、银耳连汤内服。

📖注意事项 风寒咳嗽者忌用。

黑芝麻

性味 平，甘。

❋**别名** 胡麻子，脂麻。

❋**来源** 脂麻科脂麻的种子。

药用功效 补肝肾、益精血、润肠燥，主治肝肾精血不足引起的头晕眼花、须发早白及血虚津少引起的肠燥便秘。

用法用量 煎服或炒熟吃，10～30克。

方剂选用

治头发枯黄、须发早白：黑芝麻12克，赤小豆、黄豆、绿豆、玉米、黑豆各10克，粳米50克，白糖适量，将上7味洗净放入砂锅中，加水适量煮成粥，加入白糖调匀即成。每日1剂，分早晚两次服食，7～10日为1个疗程。

注意事项 脾虚便溏者忌食。

第十八章 收涩类

凡以收敛固涩为主要作用的药物，称为收涩药，又称固涩药。

止汗药

本类药物主要用于气虚肌表不固，腠理疏松，津液外泄而致的自汗和阴虚不能制阳，阳热迫津外泄而致的盗汗。

麻黄根

性味 平，甘。无毒。

✳ 别名 苦椿菜。

✳ 来源 麻黄科多年生草本植物草麻黄或中麻黄的根及根茎。

药用功效 收敛止汗，治体虚自汗、盗汗。

用法用量 内服：煎汤，15～25克；或入丸、散。外用：研细作扑粉。

方剂选用
治虚汗无度：麻黄根、黄芪等份，研为末，做成梧桐子大小的丸子。每次用浮麦汤饮下百丸，以止为度。

注意事项 有表邪者忌服。

浮小麦

性味 凉，甘、咸。

❋ 别名 浮水麦，浮麦。

❋ 来源 禾本科植物小麦成熟果实中轻浮干瘪的干燥颖果。

药用功效 止汗、益气、除热，治骨蒸劳热、自汗盗汗。

用法用量 内服：煎汤，15～25克；或炒焦研末。

方剂选用

❶ 治盗汗及虚汗不止：浮小麦不以多少，文武火炒令焦，研为细末，每次取10克，米饮汤调下，频服为佳。

❷ 治男子血淋不止：浮小麦加童便炒为末，砂糖煎水调服。

注意事项 浮小麦、浮麦，以干瘪、洁净、能浮于水面者为佳。

糯稻根须  性味 平，甘。

※ 别名 稻根须，糯稻根。

※ 来源 禾本科糯属植物稻的根茎及根。

药用功效 养阴除热、止汗，主治阴虚发热、自汗盗汗、口渴咽干、肝炎、丝虫病。

用法用量 内服：煎汤，15～30克，大剂量可用到60～120克。以鲜品为佳。

方剂选用

❶ 治阴虚盗汗：糯稻根、乌枣各60克，红糖30克，水煎服。

❷ 治肝炎：糯稻根、紫参各60克，加糖适量煎服。

❸ 治丝虫病（乳糜尿）：糯稻根250～500克，可酌加红枣，水煎服。

注意事项 孕妇慎用。

敛肺涩肠药

本类药物主要用于咳喘久治不愈，肺气虚弱之喘咳。

乌梅

性味 平，酸、涩。

❋ 别名 梅实，梅干。
❋ 来源 蔷薇科乔木梅的近成熟果实。

药用功效 敛肺、涩肠、生津、安蛔、退热。用于治疗肺虚久咳、久痢滑肠、虚热消渴。

用法用量 内服：煎汤，4～7.5 克；或入丸、散。外用：煅研干撒或调敷。

方剂选用

治久咳不已：乌梅肉（微炒）、罂粟壳（去筋膜，蜜炒）等份，为末。每服 10 克，睡时蜜汤调下。

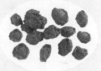

注意事项 外有表邪或内有实热积滞者均不宜服。

五味子

性味 温，酸、甘。

※ 别名 五梅子，北五味子，辽五味子，南五味子，西五味子，玄及。

※ 来源 为五味子科五味子属植物五味子的果实。

※ 成分 含五味子素、去氧五味子素、新一味子素、五味子醇、五味子酯等。

药用功效 收敛固涩、益气生津、补肾宁心，主治肺虚喘嗽、自汗、盗汗、慢性腹泻、痢疾、遗精、神经衰弱、失眠健忘、四肢乏力、急慢性肝炎、视力减退以及孕妇临产子宫收缩乏力等症。

用法用量 煎服，研末服，泡茶服，用量3～6克。

方剂选用

① 治肺经感寒、咳嗽不已：五味子100克，白茯苓200克，甘草、干姜、细辛各150克。上为细末。每服10克，水煎、去滓、温服，不以时。

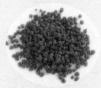

❷ 治痰嗽并喘：五味子、白矾等份，为末。每服 15 克，以生猪肺炙熟，蘸末细嚼，白汤下。

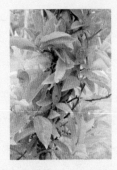

❸ 治肺虚寒：五味子方红熟时，采得，蒸烂、研滤汁，去子，熬成稀膏。量酸甘入蜜，再上火待蜜熟，俟冷，器中贮，做汤，时时服。

❹ 治热伤元气、肢体倦怠、气短懒言、口干作渴、汗出不止；或湿热火行、金为火制，绝寒水生化之源，致肢体痿软、脚欹钡眼黑：人参 25 克，五味子、麦门冬各 15 克，水煎服。

❺ 治虚劳赢瘦、短气、夜梦、骨肉烦痛、腰背痠痛、动辄微喘：五味子、续断、地黄各 100 克，鹿茸（切片，酥炙）、附子（炮，去皮脐）各 50 克。上为末，酒糊丸，如梧桐子大。每服 20 丸，盐汤下。

注意事项 外有表邪、内有实热，或咳嗽初起、痧疹初发者忌服。

石榴皮

性味 温, 酸、涩。有毒。

别名 石榴壳, 酸石榴皮, 安石榴酸实壳。

来源 石榴科植物石榴的干燥果皮。

药用功效 涩肠、止血、驱虫。治久泻、久痢、便血、脱肛、滑精、崩漏、带下、虫积腹痛、疥癣。

用法用量 内服: 煎汤, 4 ~ 7.5 克; 或入散剂。外用: 煎水熏洗或研末调涂。

方剂选用

❶ 治脱肛: 石榴皮、陈壁土, 加白矾少许, 浓煎熏洗, 再加五倍子炒研敷托上之。

❷ 治粪前有血、令人面黄: 酢石榴皮, 炙研末, 每服10 克, 用茄子枝煎汤服。

固精缩尿止带药　本类药物酸涩收敛，主要用于肾虚不固、膀胱失约所致的遗精、滑精、遗尿

覆盆子

性味 温，甘、酸。

别名 小托盘，复盆子，覆盆，磨盆子。

来源 蔷薇科掌叶覆盆子的干燥果实。

药用功效 益肾、固精、缩尿。主治肾虚遗尿、小便频数、阳痿早泄、遗精滑精。

用法用量 内服：煎汤，7.5 ~ 10 克；浸酒、熬膏或入丸、散。

方剂选用

治肺虚寒：覆盆子，取汁作煎为果，仍少加蜜，或熬为稀饧，点服。

注意事项 肾虚有火、小便短涩者慎服。

山茱萸

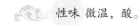 性味 微温，酸。

❋ 别名 山萸肉，药枣，枣皮。

❋ 来源 为山茱萸科植物山茱萸的成熟果肉。

药用功效
补益肝肾、涩精止汗。用于治疗肝肾不足之腰酸遗精、头晕目眩、月经过多以及尿频、自汗等症。

用法用量
内服：煎汤，7.5 ~ 15 克；或入丸、散。

方剂选用

益元阳、补元气、固元精、壮元神：山茱萸（酒浸）取肉500 克、补骨脂（酒浸一日，焙干）250 克、当归 200 克、麝香 5 克。上为细末，炼蜜丸，梧桐子大。每服 81 丸，临卧酒盐汤下。

注意事项
凡命门火炽、强阳不痿、素有湿热、小便淋涩者忌服。

桑螵蛸

性味 平，甘、咸。

※ 别名 桑蛸，螳螂子，赖尿郎，硬螵蛸，软螵蛸。

※ 来源 螳螂科大刀螂、小刀螂或巨斧螳螂的干燥卵鞘，分别习称团螵蛸、长螵蛸、黑螵蛸。

药用功效 益肾固精、缩尿、止浊。用于治疗遗精滑精、遗尿尿频、小便白浊等症。

用法用量 内服：煎汤，5 ~ 10 克。外用：适量，研末撒或油调敷。

方剂选用

① 治遗精白浊、盗汗虚劳：桑螵蛸（炙）、白龙骨等份，为细末。每服 10 克，空心用盐汤送下。

② 安神魂、定心志、补心气：桑螵蛸、远志、菖蒲、龙骨、人参、茯神、当归、龟甲（醋炙）各 50 克，为末。夜卧，人参汤调下 10 克。

注意事项 阴虚火旺或膀胱有热者慎服。

芡实

性味 平，甘。

❋ **别名** 卵菱，南芡实，北芡实，鸡头果，鸡头米，鸡头实，鸡头包。

❋ **来源** 睡莲科芡实的成熟种仁。

❋ **成分** 种子含多量淀粉。含蛋白质，脂肪，碳水化合物，粗纤维，灰分，钙，磷，铁，硫胺素，核黄素，尼克酸，抗坏血酸，胡萝卜素。

药用功效 益肾固精、健脾止泻、除湿止带。主治遗精、滑精、带下病。

用法用量 内服：煎汤，15～25克；或入丸、散。

方剂选用

❶ 治梦遗漏精：鸡头肉末、莲花蕊末、龙骨（别研）、乌梅肉（焙干取末）各50克，上件煮山药糊为丸，如鸡头大。每服1粒，温酒、盐汤下，空心。

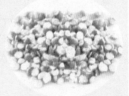

❷ 治精滑不禁：沙苑蒺藜（炒）、芡实（蒸）、莲须各100克，龙骨（酥炙）、牡蛎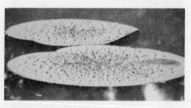（盐水煮一日一夜，煅粉）各50克，共为末，莲子粉糊为丸，盐汤下。

❸ 治浊病：芡实粉、白茯苓粉。黄蜡化蜜和丸，梧桐子大。每服百丸，盐汤下。

❹ 治老幼脾肾虚热及久痢：芡实、山药、茯苓、白术、莲肉、薏仁、白扁豆各200克，人参50克，俱炒燥为末，白汤调服。

❺ 小便频数及遗精。用秋石、白茯苓、芡实、莲子各100克，共研为末。加蒸枣做成丸子，如梧子大。每服30丸，空心服，盐汤送下。此方名四精丸。

🈲 注意事项 凡外感前后、疟痢疳痔、气郁痞胀、溺赤便秘、食不运化及新产后皆忌食。

莲子

性味 平，甘、涩。

✳别名 藕实，水芝丹，莲实，泽芝，莲蓬子。

✳来源 睡莲科植物莲的干燥成熟种子。

☷药用功效 养心、益肾、补脾。治夜寐多梦、遗精、淋浊、久痢、虚泻、妇人崩漏带下。

☷用法用量 内服：煎汤，10 ~ 20 克；或入丸，散。

☷方剂选用

❶ 治久痢不止：老莲子 100 克（去心），为末，每服 5 克，陈米汤调下。

❷ 治心经虚热、小便亦浊：石莲肉（连心）300 克、炙甘草 50 克，细末。每服 10 克，灯芯煎汤调下。

☷注意事项 中满痞胀及大便燥结者忌服。

第十九章

其他类

本类药物包含有开窍药、杀虫止痒药、拔毒生肌药等。

开窍药

凡具有通关、开窍、回苏作用的中草药，均称为开窍药。开窍药是急以治标之药，不宜久服，以免泄人元气。

冰片

性味 凉，辛、苦。

❋ 别名 合成龙脑，梅片，艾粉，结片。

❋ 来源 天然冰片以龙脑香科植物龙脑香的树干经水蒸气蒸馏所得的结晶；机制冰片是以松节油、樟脑等为原料加工合成的龙脑。

药用功效 通诸窍、散郁火、去翳明目、消肿止痛。治中风口噤、热病神昏、惊痫痰迷。

用法用量 内服：入丸、散，0.25 ~ 0.5克。外用：研末撒或调敷。

方剂选用

治头目风热上攻：龙脑末 25 克、南蓬砂末 50 克；频搐两鼻。

注意事项 气血虚者忌服，孕妇慎服。

蟾酥

性味 温，辛。有毒。

※ 别名 蟾蜍眉脂，蟾蜍眉酥，蛤蟆酥，蛤蟆浆。

※ 来源 蟾蜍科动物中华大蟾蜍或黑眶蟾蜍的干燥分泌物。

药用功效 解毒止痛、开窍醒神。用于痈疽疔疮、咽喉肿痛、中暑吐泻、腹痛神昏、手术麻醉。

用法用量 内服：入丸、散，0.015～0.03 克。外用适量。

方剂选用

治疗黄及一切恶疮：蟾酥、轻粉各 5 克，以川乌、莲花蕊、朱砂各 12.5 克，乳香、没药各 10 克，麝香 2.5 克，研为细末，糊丸菀（豌）豆大；每服 1 丸，病重者 2 丸，生葱 3～5 茎捣烂，包药在内，热酒和葱送下，取汗。

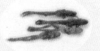

注意事项 孕妇忌服，外用时注意不可入目。

杀虫止痒药

凡以攻毒杀虫、燥湿止痒为主要作用的药物，称为杀虫止痒药。

雄黄

性味 温，辛，苦。有毒。

※ 别名 黄食石，石黄，天阳石，黄石，鸡冠石。

※ 来源 硫化物类矿物雄黄族雄黄，主含二硫化二砷（As_2S_2）。

药用功效 燥湿祛风、杀虫解毒。治疥癣、秃疮、痈疽、走马牙疳、缠腰蛇丹、破伤风、蛇虫蟹伤、腋臭、臁疮、哮喘、喉痹、惊痫、痔瘘。

用法用量 外用：研末撒、调敷或烧烟熏。内服：入丸，散，0.5～2克。

方剂选用

治癣：雄黄粉，大酢和。先以新布拭之，令癣伤，敷之。

注意事项 阴亏血虚及孕妇忌服。

硫黄

性味 热，酸。有毒。

别名 石流黄，石留黄，硫黄，昆仑黄，黄牙。

来源 为硫黄矿或含硫矿物冶炼而成。

药用功效 壮阳、杀虫。治阳痿、虚寒泻痢、大便冷秘；外用治疥癣、湿疹、癞疮。

用法用量 内服：研末，2.5～5克，或入丸、散。外用：研末撒，调敷或磨汁涂。

方剂选用

❶ 治阴毒面色青、四肢逆冷、心躁腹痛：硫黄末，新汲水调下10克，良久，或寒一起，或热一起，更看紧慢，再服，汗出差。

❷ 治水泻不止、伤冷虚极：硫黄50克。研细，先熔黄蜡，入硫黄末打匀，丸如梧桐子大，每服5丸，新汲水下。

注意事项 阴虚火旺及孕妇忌服。

蛇床子

性味 温，辛、苦。

※ **别名** 蛇米，蛇珠，蛇粟，蛇床仁，蛇床实。
※ **来源** 伞形科植物蛇床的干燥成熟果实。

药用功效 温肾助阳、祛风、燥湿、杀虫。治男子阳痿、阴囊湿痒、女子带下阴痒、子宫寒冷不孕、风湿痹痛、疥癣湿疮。

用法用量 内服：煎汤，5 ~ 15 克；或入丸剂。外用：煎水熏洗；或作坐药（栓剂）；或研末撒、调敷。

方剂选用

治阳不起：菟丝子、蛇床子、五味子各等份；以上三味，末之，蜜丸如梧子。饮服 30 丸，日服 3 次。

注意事项 下焦有湿热，或肾阴不足，相火易动以及精关不固者忌服。

樟脑

性味 热，辛。

❋ 别名 韶脑，潮脑，脑子，油脑，树脑。

❋ 来源 樟科樟属植物樟以根、枝、叶及废材经蒸馏所得的颗粒状结晶。

药用功效
通窍、杀虫、止痛、辟秽。治心腹胀痛、脚气、疮疡疥癣、牙痛、跌打损伤。

用法用量
内服：入散剂，0.1～0.25克；或以酒溶化。外用：研末撒或调敷。

方剂选用

❶ 治脚气肿痛：樟脑100克、乌头150克；研为末，醋糊丸，弹子大。每置1丸于足心踏之，下以微火烘之，衣被围覆，汗出如涎为效。

❷ 治小儿秃疮：樟脑5克、花椒10克、芝麻100克；研为末，洗后搽之。

注意事项
气虚者忌服。

拔毒生肌药

凡以拔毒化腐，生肌敛疮为主要作用的药物，称为拔毒生肌药。多为矿石、金属药物。

砒石

性味 热，辛，酸。有毒。

❋ **别名** 砒黄，信砒，人言，信石。

❋ **来源** 为天然产的砷化矿石或加工制造而成。

药用功效 劫痰截疟、杀虫、蚀恶肉。治寒痰哮喘、疟疾、休息痢、痔疮、瘰疬、走马牙疳。

用法用量 内服：入丸、散，0.05～1.25克。外用：研末撒、调敷或入膏药中贴之。

方剂选用

治寒热店疟：砒石5克、绿豆（末）50克，研为末，无根井水丸绿豆大，黄丹为衣，阴干。发日五更，冷水下5丸。

注意事项 有大毒，用时宜慎。体虚及孕妇忌服。

轻粉

性味 寒，辛。有毒。

别名 汞粉，峭粉，水银粉，腻粉，银粉。

来源 为用升华法炼制而成的氯化亚汞结晶。

药用功效 杀虫、攻毒、利水、通便。治疥癣、瘰疬、梅毒、下疳、皮肤溃疡、水肿、鼓胀。

用法用量 外用：研末调敷或干撒。内服：研末，0.05 ~ 1 克；或入丸、散。

方剂选用

治诸疥疮：轻粉 25 克、吴茱萸 50 克、赤小豆 49 粒、白蒺藜 50 克、白芜黄仁 25 克、石硫黄少许，以上六味，捣研为散，令匀。每用生油调药 2.5 克，于手心内摩热后，遍揩周身有疥处，便睡。

注意事项 内服宜慎，体弱及孕妇忌服。

密陀僧

性味 平，咸、辛。有毒。

✱ 别名 蜜陀僧，没多僧，炉底，银池，淡银，金炉底，银炉底，金陀僧。

✱ 来源 天然的矿产密陀僧很稀少，呈橘黄色小片或土状粉末，其成分为氧化铅，系由方铅矿氧化而成。

药用功效 消肿杀虫，收敛防腐，坠痰镇惊。治痔疮、肿毒、溃疡、湿疹、狐臭、创伤、久痢、惊痫。

用法用量 外用：研末撒或调涂。内服：研末，0.5～1.5 克；或入丸、散。

方剂选用

❶ 治血风臁疮：密陀僧、香油。入粗碗内磨化，油纸摊膏，反覆贴之。

❷ 治口舌生疮：蒲黄、黄药子各 25 克，密陀僧、黄柏、甘草各 50 克；上为细末，干贴口疮上。

注意事项 体虚者忌服。